僧《そう》医《い》外《がい》来《らい》へようこそ

仏教医学から学ぶ生老病死

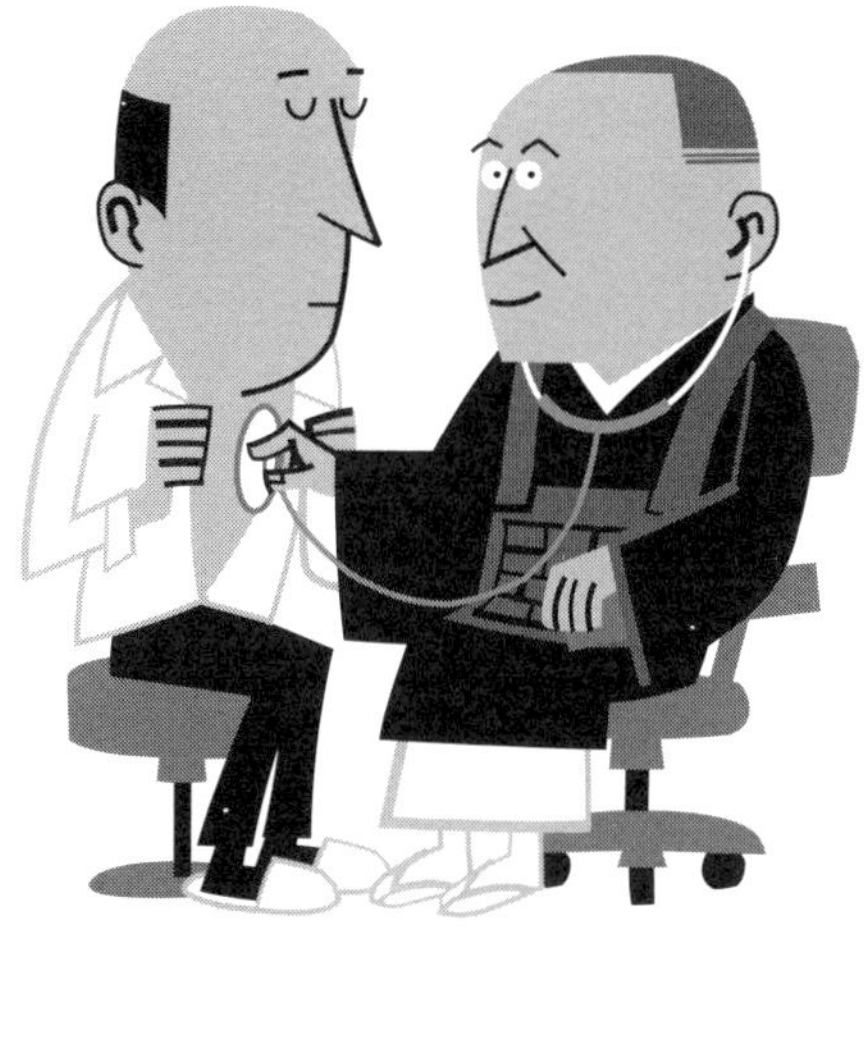

目次

はじめに

—坊さんが医者を目指したわけ—

実家がお寺なのになぜお医者さんになったのですか?とよく聞かれます。

私は11歳で得度をして、15歳で浄土宗西山禅林寺派本山の永観堂で加行《けぎょう》を行い、日常生活はもともと坊さんでした。

当初は、科学者を目指して京都大学工学部に入りました。この年は大学紛争で東京大学の入試が中止になり、大学に入ってからも大学周辺や時計台で火炎瓶が飛び交い、タオルでマスクしヘルメットをかぶった軍団が行き来する大変な状態で、授業どころではありませんでした。

何となく大学生活を送り、日常のお寺の法務もこなし、大学院に入って研究を始めてから、どうもこれは私の一生の仕事ではないと思うようになりました。今から思えば結局は才能がなかったということのようです。

そして、お寺を基盤に地域に貢献するには、医者も選択肢の一つかと思うようになり、家族や大学関係者には黙って医学部を何となく再受験しました。亡くなった母親が境内の幼稚園で幼児教育に熱心に取り組んでおり、日頃から誰かは医者になって欲しいと口酸っぱく言っていたことも、心のどこかに引っかかっていたのかもしれません。

京都府立医科大学にしたのは、お寺からは出られず京都を拠点とするためと、府民のための病院として親しまれていたこともありました。合格発表の日は、大学院の研究生仲間とスキー場に行っており、新聞の合格発表（当時、大学合格者は新聞に名前の一覧が掲載されていた）を見た両親が、ビックリして宿まで電話をしてきて私も合格したことを知りました。

合格したら仕方がないので、医学部の生活を一から始めることにしました。結局、浪人をすることはなかったので、大学4年、大学院1年、医学部6年の合計11年の学生生活を送ることになりました。文句も言わず、私の好きなようにさせてくれた両親や兄弟に今でも感謝しています。

一人前になるまでの10年間は大学、京都第二赤十字病院、大津市民病院と、臨床、研究に大変な毎日で、医師としての仕事が中心であり、時間の都合がついた時にお寺の法務、盆正月の檀家参りなどの手伝いはするくらいの状態でした。

研修医になる前に結婚し、子どもも一男二女を授かり、その世話やお寺の裏方の仕事など、家内に任せきりの状態でした。大変な時期に家庭を守ってくれた家内には心から感謝し、いくら「ありがとう」と言っても言い足りないくらいです。

檀家や総代の方々も大変理解があり、1995年に自坊の光明院境内に田中医院を開業させていただきました。地域での医療と光明院の副住職の仕事を両立することになってしばらくして、僧侶であり医師でもある人を「僧医」と呼ぶことを知り、本当の僧医を目指して精進しようと心に決めました。

私のこういうスタンスを知り、初めてマスコミで紹介して下さったのが日経メディカルという医学系の雑誌です。2000年8月号で、初めて私を「僧医」として取り上げてくださいました。以降、できるだけこの言葉を肩書きとして使うようにしています。

受動喫煙など禁煙問題が言われている折、呼吸器の病気が専門であることから禁煙推進活動をすすめ、全国の医師と交流が増えるにつれて、私のような立場の方が結構おられることを知るようになりました。ただ、お寺の布教活動と医療を両立されている方は少なく、時間的に両立ができず、どちらかに主軸を置かれている方がほとんどです。

地元京都市にもおられるようですが、なかなか交流できていないのが実情です。この本を手に取られことをご縁に、ぜひ、全国の「僧医」の方々とも交流の輪を広げたいものです。また、こういう「僧医」がいることに共感し、ともに仏教と医療を考えたいと思っておられる方々とも、お話しができればと思っています。

幸い、弟子の長男善啓も僧侶と外科医の「二足のわらじ」を履いており、どうやら僧医二世として後を引き継いでくれそうです。

この本では、まず、仏教と医学が歴史的に深い関係をもっていることを紹介します。次に、お釈迦さまの教えである生老病死の四苦に従い、「生」については、時間を大事にして生きる方法を、「老」については、来るべき超高齢化社会に向けて、老いていくと必然的に出てくる認知症とどう向かい合って行くかを考えてみました。

そして、「病」については、お経にも豊富に述べてある養生訓について紹介し、「死」については、看取りの歴史を振り返ったうえで、現代でも僧侶として何ができるかをまとめました。

そのうえで、今後、仏教と医学がどうかかわっていけるか、私なりに考えてみました。最後に、定期的に発行している「光明院だより」の門前説法をもとに、「仏教的生き方のヒント」として、日常、思っていることを僧医講座としてまとめました。門前説法は本文の間に「コラム」としても挿入し、一部は弟子の善啓が書いたものです。

イラストは、僧侶とイラストレーターの私と同様「二足のわらじ」でご活躍の、同じ宗派の中川学さんにお願いしました。

この本が、仏教と医学とがいま一度和合する一助になることを願っています。

第1章　仏教と医学の歴史

1. 僧医って何?

「僧医」をご存じですか? 「坊さんと医者? 縁起でもない」と思われる方もあると思います。

釈迦の時代、インドの医師はすべて僧侶(僧医)であったようです。当時、「医師は病む人には慈父である。癒えた人には良友である。健康を恢復《かいふく》した人には保護者である」という諺《ことわざ》があったと伝えられています。

わが国でも、中世より僧侶である医師を僧医と呼び、民衆のための医療の中心を担《にな》っていました。有名な鑑真和上もその一人で、仏教を中国から伝えただけでなく、医療も一緒にもたらしました。

鑑真和上は何度も海を渡ろうと試みたが失敗し、苦労の末、753年に南九州に漂着されました。南都の戒壇院に入って仏教の普及に努めるとともに、唐の最新の医学も伝え、光明皇后の病も治療したといわれています。

仏教と医療の歴史は古く、わが国に仏教を広めた聖徳太子が建てた四天王寺には、お寺だけでなく薬草園・薬局、病院をはじめ病人や身寄りのない人の為の社会福祉施設に相当する施設も設置されていました。また、昔は疫病の流行は日常茶飯事であり、その平定を祈願しての薬師如来信仰は中世において盛んでした。

もっと古くは、お釈迦さま自身も医学を勉強されており、また、その時代に外科手術をした弟子がいたといわれています。

このように、仏教には積極的に医療とかかわってきた歴史があります。現在の医療現場でも、終末期医療や在宅医療などにおいて宗教家の活躍が期待されています。

この章では、まず、仏教と医学が長い歴史の中で大きくかかわってきたことを紹介します。

縁起でもないことではありませんね。このご縁を大切にし、私も微力ながら「京都ならではの僧医」の役目を果たしたいと思います。

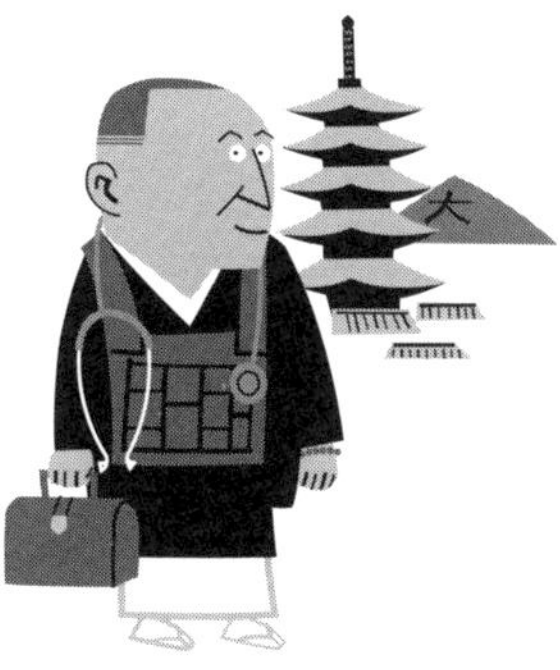

2. 釈迦の時代の医学

お釈迦さまは実在した方で、諸説はありますが、紀元前6世紀から5世紀の頃といわれています。もともとはシャカ族の王子でしたので、かなり高度な教育を受けておられたものと思われます。

古代インドでは学問を類別して5つとし、五明《ごみょう》といわれていました。仏教はこの五明をそのまま引き継ぎ、中国や日本の仏教の教学にも影響を与えました。明《みょう》とは学んで明らかにすること。つまり知識・学問の意味です。

声明（しょうみょう）：音韻学・文法・文学
因明（いんみょう）：論理学
内明（ないみょう）：仏教学、教義学
工巧明（くぎょうみょう）：工芸・数学・暦学
医方明（いほうみょう）：医学

の五つです。

このうち声明はお経に節をつけて読むもので、いわば仏教音楽です。わが国では、この声明がもとになって和讃やご詠歌となり、その後、民謡や浄瑠璃と引き継いで音楽の文化が作られていきます。現代でも大きな法要などで行われており、お聞きになった方もあるでしょう。

因明《いんみょう》は論理学です。内明《ないみょう》は教義学で、後には仏教学となります。

工巧明《くぎょうみょう》は建築、造仏、絵画や土木工学です。昔のお坊さんが橋やため池を作ったり、温泉を作ったりした話を聞かれたことがあると思います。特に行基というお坊さんの事業は有名で、近畿を中心にあちこちで池を作ったり、橋を架けたり数多くの土木事業をされています。たとえば、皆さんご存じの有馬温泉は行基上人が造ったといわれ、現在も温泉の中に像があります。

医方明というのが医学です。お釈迦さまは帝王学として五明を学んでおられていましたから、もちろん医学にも精通されており、お経の中に現代医学にも通じる数々の記載があるのも納得できます。

中でも釈迦の弟子である僧医の耆婆《ぎば》が外科医として有名で、数々のお経に詳細が記されています。

たとえば、腸閉塞の人の腹部を切開して腸を整復したり、頭痛に悩む人の頭を切開して悪い部分を取り除く脳の手術をしたりしています。麻酔については、一つの方法として、まず患者に大量の塩分を含む食事をさせます。その後、のどが渇いてくるので多量の酒を飲ませて酔わせ、意識が無いようにしたとされています。その他にも蓄膿に対して灌《かん》鼻法（鼻腔を薬液で洗う）や、痔の手術も行われていたようです。

しかし、このような外科治療だけではなく、下痢をしているお釈迦さまをお薬で治療した結果、体力が回復されたとか、尿の甘味を調べることで糖尿病を診断していたという話もあります。マラリア熱などの風土病の病態についても理解されており、内科、産婦人科、小児科も発達していました。

お釈迦さまは生老病死の四苦の教えを説かれ、この中には病の苦しみが入っています。釈迦の時代以降の仏教も、心の癒しはもちろん体の癒しにもしっかり目を向けて医療と深くかかわってきたのには、お釈迦さま自身がこのように医学に造詣が深かったことと関係しているといえるでしょう。

３．聖徳太子と鑑真和上

わが国での仏教と医学のかかわりを考えるとき、歴史上、このお二人の功績を忘れてはなりません。聖徳太子（５７４年～６２２年）は仏教を広めるとともに、寺院に医療施設を作られました。一方、鑑真和上（６８８年～７６３年）は仏教とともに中国の先進医療をわが国に伝えられました。

日本書紀によれば、５５２年に百済から倭（古代日本）へ仏像や経典などが献上されたとされ、仏教が日本に公式に伝わったのはこの時とするのが一般的なようです。その後、国を治めるため仏教の導入に積極的であった聖徳太子は、十七条憲法の第二条に「篤《あつ》く三宝を敬へ　三宝とは佛（ほとけ）法（のり）僧（ほうし）なり」とあるように、仏教を手厚く保護しました。

医療とのかかわりにおいて、聖徳太子は５９３年、難波に四天王寺を建て、そこに

「四箇院《しかいん》」を設置されました。四箇院とは、敬田院《きょうでんいん》、施薬院《せやくいん》、療病院《りょうびょういん》、悲田院《ひでんいん》の4つです。

敬田院は寺院そのものであり、人々の救済のための説法をする集会所です。施薬院では薬草を栽培して薬剤を作り、けがや病気で苦しむ人に配りました。略して薬院とも呼ばれました。療病院は現代の病院に相当し、病人を治療しました。悲田院は身寄りのない人や老人などのための、今日でいう社会福祉施設です。

施薬院、療病院、悲田院は少なくとも鎌倉時代には、実際に寺内に存在していたことが知られています。医療や社会福祉のはしりといえます。施薬院は、後に聖徳太子が勝鬘経《しょうまんぎょう》を講じた地とする伝承があり、現在は大阪市天王寺区にある勝鬘院愛染堂が施薬院跡として、また、四天王寺病院が施薬療病院跡として継承されています。

仏教伝来以降、聖徳太子が熱心に仏教を広め、飛鳥時代の医療は仏教と融合して発展したといえるでしょう。

奈良時代に入り、興福寺や全国各寺院にも施薬院や悲田院などの救療施設が設けられ、僧侶は病人を救うための医学（医方明）を学ぶようになりました。そしてこの僧医が医療の中心となり、看護に関しては看病僧が活躍します。

聖武天皇が病に伏したとき、その病床に奉仕した看病僧は１６２名もあったといわれ、医療活動が僧侶を中心に大規模に行われていたと思われます。

この時代の僧医のうち最も著名なのが唐僧の鑑真です。７５３年に数度の海難を乗り越えて来日されました。東大寺に戒壇を築いて受戒制度を確立し、多くの仏典や教義をもたらすと同時に、中国唐代の先進医学や薬学をわが国に最初にもたらしました。

当時のわが国の医療水準は低く、薬物によってはその真偽も分からないものも多かったようです。鑑真は多くの薬草を中国から持参し、当時としては最新の進歩した医療を行っており、日本の医学の祖ともいえるでしょう。「視力を失っていても、薬の真偽を鼻で嗅ぎ分けた」とされ「光明皇后が病気になった時も、鑑真の進上した医薬の効果があった」と続日本紀に記載されています。

鑑真ゆかりの唐招提寺境内には、戒壇南側に薬草園が以前はありました。しかし、金堂の解体修理の際、仕事場確保のため一時的に園は閉鎖され、岐阜へ疎開しています。現在は駐車場となっていますが、いろいろな種類の蓮の花が並べられ、やや面影が残っています。

このように奈良時代は仏教医学が全盛を極めましたが、僧侶の勢力が増すに従い、迷信療法が横行し始め、弊害も出るようになってきました。そのため、国家は厳しく規制しようとしましたが、なかなか実績はあがらなかったようです。

この時代に貴族のための官医はいましたが、僧医が医療の中心となった理由の一つは、僧侶が当時は数少ない知識人であり社会の中で指導的立場にいたことと、一般庶民への治療は僧医が中心とならざるを得なかったからといえるでしょう。

4. 平安から安土桃山時代

盛んであった仏教医学も、律令《りつりょう》制度の崩壊とともに奈良時代末期には衰えてきます。そして、平安時代になると、表だった僧医の活動というものは無くなってきます。

平安時代以降も、主に天皇を中心として官営の医療が提供され、典薬寮《くすりのつかさ》に属する官医が医療の中心でした。一方、僧医も民衆に医療を提供し、また、看病を行う看病僧も現れるようになります。このように、中世における医師がすべて僧医であった訳ではありませんが、一般庶民にとっては医療を受ける大切な存在であったことは間違いありません。

平安時代の医学はそれまでと同じく、中国に渡って学んだ医学を取り入れたものでした。宮廷医の和気・丹波両家が世襲で医業を行い、丹羽康頼が984年に医学全書「医心方」を出しますが、内容のほとんどは隋や唐の医学の引用でした。この時代の医療は貴族中心で、一般民衆は加持祈祷を中心として神仏の加護を期待するようになってきます。そういう背景のもと、病気が治ることを願って薬師如来信仰が盛んになります。

薬師如来は東方浄瑠璃《じょうるり》世界の教主で、西方極楽世界の阿弥陀如来と向かい合っています。正式名は薬師瑠璃光如来で、大医王仏《だいいおうぶつ》とも呼ばれます。浄瑠璃世界は瑠璃を地とし、あらゆるものはすべて七宝造りという世界です。伝統芸能の浄瑠璃は、浄瑠璃姫と牛若丸の恋物語にこの薬師如来の霊験をまじえて功徳を説いた、中世末期ごろの御伽草子《おとぎぞうし》の一つ「浄瑠璃姫物語」が起源とされています。

薬師如来が菩薩の時代に立てられた薬師十二大願のうち、第七願の除病安楽（人々の病気をのぞき、心身ともに安楽にする）という願いが、病気に悩む庶民には大変ありがたいものでした。病気を治し延命するだけでなく、精神的な苦痛までも取り除くという万能の医師ですから、薬師如来は飛鳥時代から平安時代中頃まで一番信仰されたといえましょう。

この時代では、多くの寺院は病気が治ることを願い、薬師如来を本尊として建てられています。右手が施無畏印《せむいいん》、左手が与願印で、その左手の掌の上に薬壷《やっこ》を乗せておられるのが普通です。薬師如来像は平安時代に数多く造られており、多くは薬壷を持っておられますが、古いものでは持っておられないものもあります。

現代でもなお薬師信仰は続いており、１９８９年には薬師如来をご本尊とするお寺を巡礼する西国薬師四十九霊場めぐりが結成されました。当院でも、開業当初から患者さんの病気が治ることを願って、各霊場の薬師如来像のお写真を待合一角に順次おまつりしています。

一方、平安時代末期から鎌倉時代にかけて、末法思想を背景に法然を中心として浄土宗が広がってきますが、医療と直接結びついた活動があったかどうかは定かではありません。主に、極楽浄土へ往生するための臨終の儀式や、僧医や看病僧により終末を中心とした看護が行われていました。恵心僧都源信《えしんそうずげんしん》の「往生要集」では臨終に際しての作法を表し、良忍上人《りょうにん》の「看病用心鈔」では19条にわたり臨終看護について具体的に記述されています。

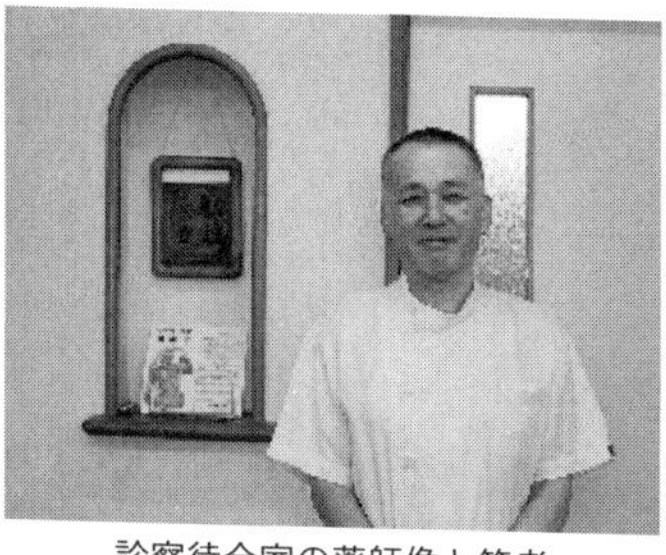
診察待合室の薬師像と筆者

鎌倉時代になると、今まで貴族に独占されてきた文化は武家政治のもとに庶民にも開放されるようになり、医療でも実用的な医学が主流となってきます。鎌倉の極楽寺をはじめ各地の寺院では大規模な救療施設が設けられ、僧医が活躍したようです。特に禅宗は武家の間で興隆し、僧侶の中で宋に渡って新しい医学知識を得るものも多くなります。

その中で、禅宗の僧侶栄西が1211年に出した「喫茶養生記」はこの時代の代表作で、わが国の喫茶文化普及に多大な影響を及ぼしたといえるでしょう。

栄西は二度にわたり宋に入り、茶や香辛料について学び、わが国でも自ら茶を栽培しました。京都栂尾高山寺《とがのおこうさんじ》の明恵《みょうえ》上人に茶の薬効を話し、修行の妨げとなる眠りを覚ます効果があると喫茶をすすめ、茶の実を送ったとされています。

明恵上人は、栂尾の深瀬三本木にこれを植え、宇治の跡影園《あしかげえん》やその他の地にも広く移し植えられました。鎌倉時代、室町時代を通じて栂尾は茶の本園、その茶は本茶といわれ、天皇への献茶も毎年行われました。このように、鳥獣戯画《ちょうじゅうぎが》で有名な高山寺は、日本で初めて茶が作られた場所でもあります。現在も、高山寺境内に当時を思わせる日本最古の茶園があり、毎年、茶摘みの行事が行われています。

室町時代は戦乱が続き、戦場で刀剣、矢じりなどの金属製武器による創傷の手当をする金創医《きんそうい》が活躍します。外科医の始まりとされていますが、このような実地医術が少しずつ主流になってきます。僧医の活動も目立ったものはなく、功徳風呂（施浴）や疫病流行時に救療活動を行う程度のものでした。

時代が進み、武家政治のもとに封建制が確立するようになると、権力者は一門の勢力確保のため、医家を専属としてお抱《かか》え医者が現れます。これが開業医の起源です。そして、次第に、これら民間の医家が中心となって、古い中国の医学書や「医心方」に頼った仏教医学や加持祈祷を行うようになります。

しかし、１５４９年にフランシスコ・ザビエルが薩摩に来て、キリスト教をわが国に初めて伝えると同時にキリシタン医学が入り、西洋医学に基づく救療事業を行うようになります。そして、西洋医学を学ぶ学問所が次々とできるようになり、その結果、医療は次第に仏教の手元から離れていきます。

5. 江戸時代からあと

江戸時代では、幕府が作った檀家制度で寺院は檀家との関係が中心となり、宗教活動のみを行うようになります。それでも、終末医療はまだ僧医や看病僧が行っていたようです。人が亡くなった時には、「検僧詣《けんそうまい》り」といい、僧侶が死亡診断を行っていました。死者の髪剃《こうぞ》りをし、その死体に何らかの異状を認めたときは葬式を差し止めることができたといわれています。しかし、日常の医療活動は専門の医家が行うようになり、医療は完全に仏教の手元から離れていきます。

少し横道にそれますが、私の診療所のすぐ近く、50ｍぐらい西に行ったところに、1754年に山脇東洋が初めて日本で解剖を行った場所があります。昔から六角獄舎という牢獄があり、勤王の志士もここでかなり処刑されています。そこでわが国最初の解剖が行われました。今は更生施設になっていますが、「日本近代医学のあけぼの」という碑も建っています。

解剖と言えば、杉田玄白の「解体新書」がよく知られていますす。1771年に解剖をし、それから3年たってこの本を作っていますので、山脇東洋の方が17年早いことになります。田中医院はこの地に最も近い診療所ということになり、何か感慨深いものがあります。

明治時代に入りますと、神仏分離令により廃仏毀釈運動が

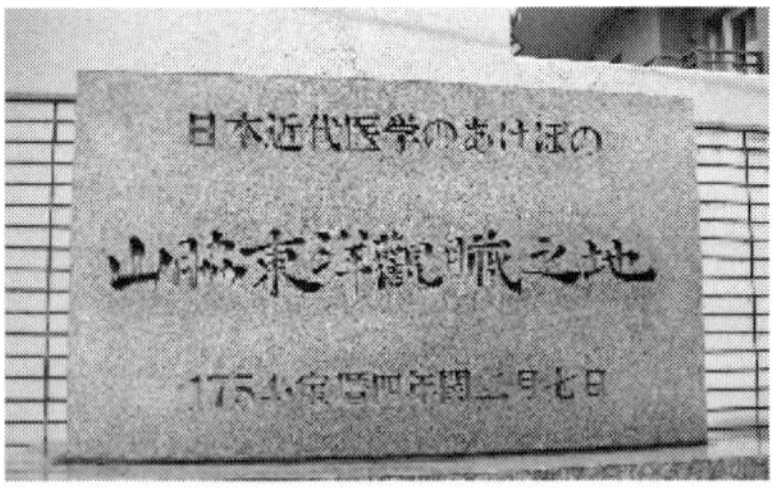

「日本近代医学のあけぼの」碑

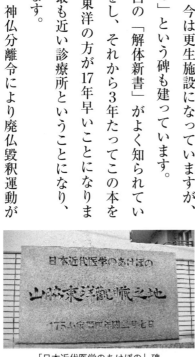

おこり、仏教医学や看護は崩壊してきます。そして、１８７４年（明治７年）の医制により、臨終の場は僧侶ではなく西洋医学の教育を受けた医師が立ち会うようになり、医療現場での僧侶の出番は完全に無くなりました。

一方、明治初期、都が東京に移されます（事実上の遷都）。「平安京の都」から一地方都市となった京都の衰退をくいとめ、新時代に生きる都市として再生させるための政策が現れます。青年蘭方医の明石博高が中心になって１８７２年（明治５年）11月、独医ヨンケルを招き青蓮院に設立された療病院《りょうびょういん》と医学校です。同年９月に木屋町二条に仮療病院が開設され現在も療病院跡の石碑があります。

この療病院という名称は、設立基金の発起人である三人の寺院住職、東山天華（永観堂禅林寺71世法主）、与謝野礼巌（岡崎願成寺、与謝野鉄幹の父）、佐々間雲巌（銀閣寺）らによって、聖徳太子が建立した四天王寺の四箇院《しかいん》の一つであ

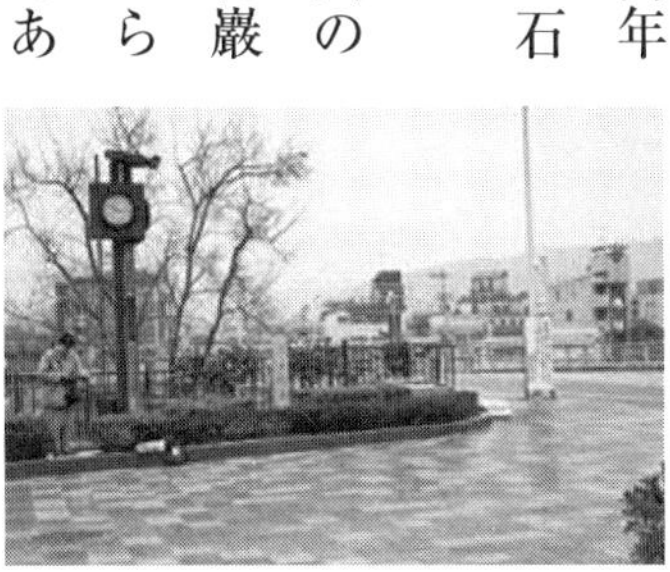

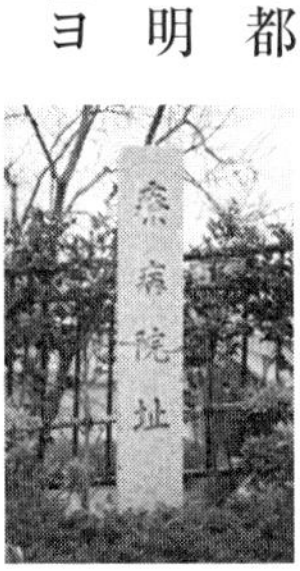

療病院跡碑

る療病院にちなんで命名されました。設立の資金は、この3名が中心となり呼びかけた結果、知恩院をはじめ市内の多くの寺院が出資したといわれています。

この医学校と療病院は、1880年（明治13年）7月、広小路の地に約6年の歳月を費やして青蓮院内の仮病院から新築移転し、現在は京都府立医科大学と附属病院になっています。

東山天華は、南禅寺境内にわが国最初の精神科病院である癲狂院《てんきょういん》を創立するのにも尽力し、後に、その施設を永観堂境内に移転して私立京都癲狂院を開設するなど、仏教界から積極的に医療への働きかけを行っています。

当時の京都の仏教各寺院は、明治維新の社会情勢の中で、寺院の宗教活動として医療の分野も大切であることを、強く認識していたといえるでしょう。

しかし、それ以降の時代は、医学は科学として独自に発展をとげていくことになり、医療は完全に仏教の手元から離れていくことになります。

コラム「門前説法」

合掌は慈悲のかたち

合掌という字は掌（てのひら）と掌を合わせると書きます。

掌という字は「たなごころ」とも読みます。自分のこころと相手のこころをぴったりとあわせる。こころがあわさるとは同じように喜び同じように悲しむ、つまり共感することとです。これが慈悲の精神なのです。

仏様の前で合掌する時、わたしたちのこころと仏様のこころはぴったりと重なり、仏様からのお慈悲を頂戴しているのです。

善　啓

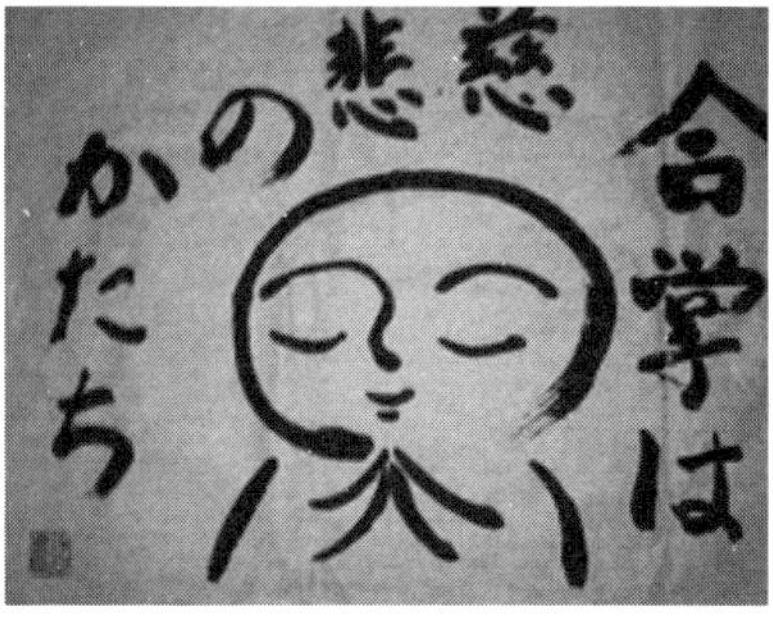

コラム「門前説法」

笑顔のわが家に　福は来る

無財の七施（お金を使わなくてもできる布施）の一つに和顔（わげん）施というのがあります。これは明るい笑顔は人を喜ばせる布施となりえることを意味しています。

場の空気が沈んだり、暗かったりしても、その空気を変えるだけの力が笑顔にはあるのです。いい空気のなかで暮らすことができれば、自然と家庭内の関係も上手くいき、何事に対してもやる気がでるものです。

こうして笑顔は福をもたらしてくれます。

善　啓

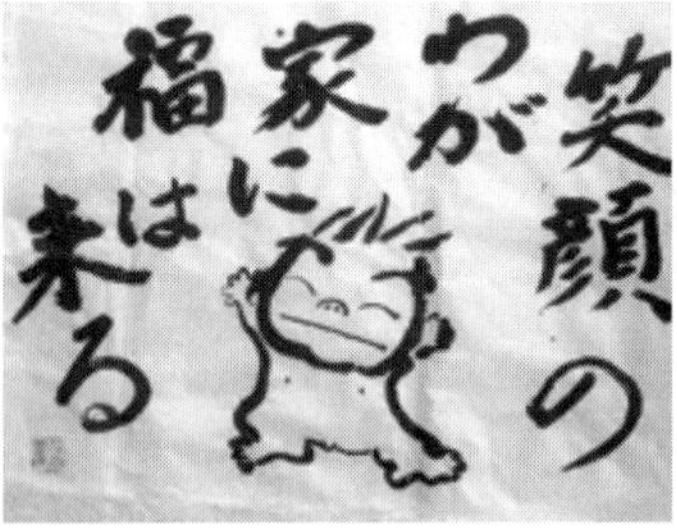

生老病死

第2章　大事に生きる～一年を長く過ごすには～

1．お経から学ぶ時間の世界

「最近、1年経つのが速くなってきたな」と感じるようになっていませんか？　若い頃はそうでもなかったのに、年をとるにつれてこのように感じる方は多いと思います。子どもの頃はお正月や学校の遠足が来るのが待ち遠しく、月日の経つのが何と遅かったことでしょう。また、1日ですらとても長かったです。

このように感じるのには医学的な理由があります。何も工夫をしなければ、年をとるにつれて1年経つのが速くなったと脳は感じてしまいます。しかし、その理由を知った上でいろいろ工夫をすれば、1年を長く過ごすことができるようになります。「この1年は長かったな」と感じて頂くための方法を、私なりにアドバイスします。

まずは、仏教における時間の世界を、お経からのぞいてみます。阿弥陀さまのアミダは、古代インドのサンスクリット語「アミターバ」（無限の光をもつもの）や「アミターユス」（無限の寿命をもつもの）から由来し、計り知れない無限の方を意味します。

浄土三部経の一つ阿弥陀経には、「かの仏の寿命およびその人民も、無量無辺・阿《あ》僧祇劫《そうぎこう》なり。かるがゆえに阿弥陀と名づく」とあります。阿僧祇とは十の百四十乗で、劫という時間の単位が無数にあることを意味しています。このように、お経の中でも、阿弥陀とは無限を意味していると書かれています。また、「阿弥陀仏、仏と成りてよりこのかた、いまに十劫《じっこう》なり」とあります。阿弥陀仏が仏になられてから今日まで、すでに十劫という長い時が過ぎているのです。

同じく浄土三部経の一つ無量寿経では、阿弥陀仏は一切の衆生救済のために王位を捨てて世自在王仏《せじざいおうぶつ》のもとで法蔵菩薩と名乗り修行されました。そして、「五劫の時間を思惟《しゆい》し浄土へ往生する手立てを見いだし、衆生救済のための四十八願を成就して仏となり、現在も仏国土である極楽で説法されている」と説かれています。即ち、法蔵菩薩は五劫の準備期間を経て阿弥陀仏となられ、それ以降、十劫という時間が経っていることになります。

この劫という時間はどれくらいの長さでしょう。いろいろな表現方法がありますすが、磐石劫《ばんじゃくこう》では「天女または寿命の長い人が、百年に一度やってきて、羽衣または衣服で、四十里四方の石を軽くひとこすりして、その石が摩擦でなくなってもまだ余りある時間」のことです。衣で石をこすってもほんのわずかしか石が減りませんが、その石がすり減るまでの時間ですからとてつもない長い時間です。

落語で、長い名前をつけると生まれた子どもがいつまでも元気で長生きできるといわれて、とにかく長い方が良いと、とんでもない名前を付けた「寿限無《じゅげむ》」という笑い話があります。

「寿限無、寿限無、五劫の擦り切れ・・・・長久命の長助」という名前の「五劫の擦り切れ」という部分は、この石が擦り切れる磐石劫のことを指しています。確かに考え得る最も長い名前です。本当にこのような名前を付けられたら日常生活は大変ですね。

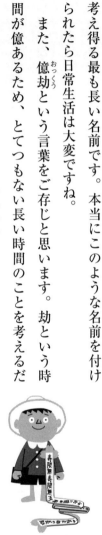

また、億劫《おっくう》という言葉をご存じと思います。劫という時間が億あるため、とてつもない長い時間のことを考えるだけでもいやになってしまうわけです。

このようなとてつもなく長い時間単位が基本である極楽世界は、すべてが無限である不変の世界といえます。人の世界を超えた永遠の世界です。それに比べると人間の寿命はせいぜい１００年くらいですので、ほんの一瞬です。

我々の一生が長いようで本当は短いことを考えた時、1年を少しでも長く過ごせるよう努力をすることはとても大事です。そして、その努力が1日を、いや、今この瞬間をどう大事に生きるかにつながってきます。

2. なぜ年をとると一年を速く感じるのか

年をとるにつれて1年を実際より速く感じる理由を、医学的に考えてみましょう。まず、興味深い実験を紹介します。いろいろな年代の方が一人ずつ密室に入ります。そして、時計が見えないようにしてスタートボタンを押し、3分間経ったと思った時にストップボタンを押します。そうすると、その方が感じた時間と実際の時計の時間を比べられます。その結果、年齢が高くなるにつれて3分より長い時間を3分と感じたそうです。

即ち、年をとるにつれてそれぞれが感じる心の時計はゆっくりと進んでいるのです。本人が3分と思っているより、実際の時計の3分の方が早いので、時計の3分は「もう3分なの」と感じてしまいます。1年についても同じことがいえます。

これは、年齢とともに体の代謝速度が落ち、脳にある心の時計も進み方が遅くなる為と考えられています。たとえば、普通の電車に乗っているとそばを走る新幹線は何と速いことでしょう。同じように、自分の心の時計の進み方が遅いと、器械的に進む時計の時間を速く感じてしまうのです。年をとるにつれて1年が速いと感じてしまうのは医学的には仕方がない面があります。

次に、期待することの数と関係があります。子どもの頃や若い頃は早く来て欲しいことが一杯ありましたが、なかなか思うように時は進んではくれませんでした。ところが、だんだんと待ち遠しいことが少なくなってくる結果、時間が経つのを速く感じるようになります。

以上は、年をとるにつれて時計の時間の進み方を速く感じるようになる理由です。

しかし、それ以外に、過去を振り返った時1年前がつい最近であるかのように感じる結果、1年を短く感じてしまうことがあります。

フランス人ジャネーらの「感じられる時間の長さは、年齢と反比例的な関係にある」という古くからの仮説があります。同じ1年でも10歳の子どもにとってはその人生の10分の1であり、60歳のおとなにとっては60分の1であるという説です。それまで過ごした人生の長さを尺度とするため、だんだんと1年を短く感じるようになるという説明です。

もっともらしい説ですが、先ほどの心の時計のように実証されたものがなく、あまり説得力はありません。どちらかというと、子どもの頃はいつも前ばかり見ていますから、過去を振り返ってこの1年長かったとか短かったとかあまり考えたりしません。むしろ、年をとるにつれて前を見るより過去を振り返ることの方が多くなるためと思われます。

次に、年をとると最近の記憶が残りにくくなるのと関係しています。ど忘れが増え、忘れっぽくなるのは誰もが経験的に感じることで、記憶力の低下はいわば脳の老化現象の代表ともいえます。「あれ、ここへ何しに来たのかしら?」と直前のことを思い出せない経験は、皆さんもおありでしょう。

実は記憶にはいろいろなタイプがあり、たとえば、最近の出来事や名前などの記憶は加齢によって衰えやすいのに対し、言葉の意味やそれに関する知識、また、体を動かすことによって獲得された記憶もあまり影響を受けません。物忘れは誰にでもおこる脳の生理的な加齢現象です。

過去を振り返った時、若い頃はどういうことがあったかをすら思い出せましたが、年をとると特に最近の記憶が残りにくくなりますので、1年ほど前のこともつい最近のことのように思ってしまいます。

最後に、毎日の生活が単調になるのと関係しています。たとえば、同じことを毎日繰り返していた場合、それが1カ月続いても後から振り返れば1日しか経っていないように思います。毎日が変化のある時は良いのですが、だんだんと単調な生活が続くと、後から振り返った時、過ごした時間は大変短いものとなります。

これらが積み重なって、年をとるにつれて1年を速く感じるようになってきます。

表　年をとると一年が速くなる理由のまとめ

①体の代謝速度が遅くなる結果、心の時計の進み方も遅くなり、実際の時計の時間の進み方を速く感じてしまう。
②早く来て欲しいと期待することや、待ち遠しいと思うことが減り、時間経過への関心が少なくなる結果、時間の経つのが速くなる。
③過去を振り返ることが多くなるので、１年間が速かったと自覚する機会が増えてしまう。
④最近の記憶が残りにくくなり、１年を振り返った時、多くのことがあったとしても、なかったかのように感じてしまう。
⑤単調な生活の繰り返しとなる。

3．一年を長く過ごす方法

では、それぞれについて解決策を考えてみましょう。

①体の代謝速度が遅くなる結果、心の時計の進み方も遅くなり、実際の時計の時間の進み方を速く感じてしまう。

代謝とは、栄養をとり入れてそれを体内で燃やし、活動するためのエネルギーに変えて消費することをいいます。代謝の低下を食い止め、逆に上げることはなかなか簡単にはできませんが、体を動かすことで、ある程度は期待できます。それも一時的ではなく、続けなければなりません。

たとえば、できるだけ歩くことが一番てっとり早い方法といえるでしょう。最近、よく耳にするウオーキングです。歩くことを英語で表現しただけですが、単に歩くだけでなくスポーツとして意識して歩くことを指していると思ってください。他のスポーツで汗を流すのも良いのですが、なかなか定期的にできることは少なく、いろいろ準備も必要です。ただ、三日坊主にならないよう、楽しくする方法を見つけましょう。

代謝を上げるために運動することは、時間経過をゆっくり感じるためだけでなく、健康増進にも効果があります。また、ストレスの解消にもなり、糖尿病、脂質異常症や高血圧といった生活習慣病、メタボリックシンドロームや骨粗しょう症の予防や改善にも有効です。そのためにも、ウオーキングが気軽にできて長続きする一番良い運動です。

できれば万歩計をつけて、１日１万歩くらい歩きましょう。１万歩で約３００㎉のエネルギー消費となります。これを続けるだけでも、病気予防には効果があることが分かっています。また、できるだけ階段を利用し、少々の距離ならタクシーやバスなどを利用しないで歩く心がけが大切です。

年をとると自転車を利用する方が多いのですが、エネルギー消費が少なく楽だからです。しかし、体の代謝を上げるという意味では、自転車はあまり効果がありません。また、自転車はいくら注意しても危ない目にあうことが多いので、おすすめではありません。

表　ウオーキングをする時に注意すること

①歩く前後にストレッチをして筋肉をほぐす。
②胸をはり、背筋を伸ばし、肩の力をぬきます。目線は数メートル先を見ます。
③歩幅は通常より少し広くし、肘は90度に曲げて、大きく腕を振りましょう。
④足はかかとから着地し、足の裏全体で地面を踏みしめるような感覚で歩きます。
⑤少し汗ばむ程度のスピードで、1分間に70～80m以上が目安となります。給水もしっかりしましょう。
⑥足に合った歩きやすい靴を履きます。つま先には1cm程度のゆとり、靴底にはある程度の衝撃を吸収できる厚みがあり、土踏まずがぴったりするものが良いです。

（京都府医師会「健康読本」より一部改変）

　また、夜がなかなか寝られないという高齢者が結構おられます。こういう方は、昼間を家でじっと過ごしている方が多いようです。太陽光を浴びることで睡眠のバランスが調整されますので、日中はできるだけ外に出ましょう。外でのウオーキングは、良い睡眠を得るのにも有効です。

　定期的に歩くことは、私自身もなかなかできていませんが、出かける時はできるだけ歩くようにしています。特に、京都の街はどこを歩いても新しい発見があります。街角にある小さな石碑でさえ、歴史上有名な所縁《ゆかり》の地を示すものであったりします。

　皆さんの地域でも同じように、歩くことで思いもかけない発見があるはずです。歩きながらも、このように周りに目を向け、また、いろいろなことに思いを巡らすことで、脳を活性化できます。そうすれば相乗効果で心の時計の進み方がますます速くなり、その結果として時計の時間の進み方が遅くなります。

　頭を使いながらウオーキングすること。まず、ここから始めましょう。

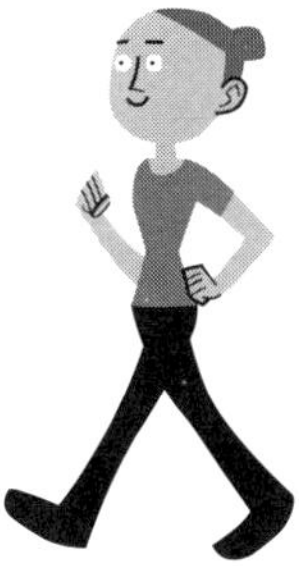

②早く来て欲しいと期待することや、待ち遠しいと思うことが減り、時間経過への関心が少なくなる結果、時間の経つのが速くなる。

たとえば、ワイワイおしゃべりをしたり食事をしたりして楽しんでいる時は、あっという間に時間が過ぎてしまいますね。これは、時間の経過へ注意が全くいかない結果、時間が過ぎるのを速く感じるのです。

しかし、後から振り返ると、経った時間は速く感じたとしても思い出す内容は充実しており、とても長い時間であったように記憶に残っているものです。

ところが退屈な話を聞いている時やいやだと思っている所にいると、早く終わって欲しいと思い、時間の経過に注意を払う回数が増える結果、時間の経つのは遅くなります。

日々の生活も同じで、待ち遠しいことがないと時間経過に対して注意を払いませんから、知らないうちに時間が経っています。待ち遠しいことがあると、あと何日でその日が来るかと日を数えて待ったりしますので、時間経過に対していつも注意を払うことになります。

今もよく歌われる「お正月」という歌がありますね。この歌はその典型です。特に、この歌ができた頃の昔の子どもたちにとっては、お正月はお年玉がもらえたり親たちともゆっくり遊べる待ち遠しい日でしたから、楽しいこの日を指折り数えて待っていました。

待ち遠しいことは人により異なりますから、自分が待ち遠しくなることを自分なりに設定することが大事です。

日常の私の外来で、「今度、社交ダンスの会があるので・・・」と嬉しそうにお話しされるうっすらお化粧されている80歳前のご婦人。「グランドゴルフ大会の練習で毎日忙しいです」と少し自慢げな真っ黒な顔の70歳前後の男性。「今度、家内とヨーロッパ旅行に行くので、それまでに風邪を治してください」と少し咳き込む75歳前後の男性。

皆さん、それぞれが自分の楽しみであるその日を心待ちにしておられます。

私自身は、山や海を眺めてゆっくり過ごすことが楽しみの一つです。そこでの広い空間と明るい太陽は、時間が進むのを遅く感じる要素でもあるからです。

このように自分なりの楽しみを積極的に作り、それを指折り数えて待つことで、時間経過がゆっくりとなります。

③過去を振り返ることが多くなるので、1年間が速かったと自覚する機会が増えてしまう。

過去を振り返ることが多くなるのには、②の期待することが減ることと関連します。どうしても、年をとると先に目を向けることが少なくなり、過去を振り返り懐かしむことが多くなってきます。

しかし、生きてきた年月が長いと、蓄えられている経験が多くなり、その結果、将来に生かす材料が増えます。それはそれで有難いことで、過去の経験は将来に向け有効に活用すべきものです。

先に目を向けるという意味では、この世の先に目を向けることも必要ですね。この世を去った後、我々お浄土の教えに身を置くものは、お念仏をとなえることで西方極楽浄土に往くことが間違いありませんから、待ち遠しいことの一つです。その安心感があることで、この世をよりよく生きることに専念できるのだと思います。

私の患者さんで末期がんの方がおられました。日々いつ何時か分からない生活を送っておられましたが、「この先に往くところがあるので、何も心配しておりません」と安らかに往生されました。

あちらの世界で、先に逝った方々とまたお会いできることも、待ち遠しいことの一つですね。そういう気持ちで往生を待つことができれば、安心して今生きることに専念できます。

お念仏をとなえることで、この世の後が保障されているということは、そういう意味を持っているのだと私は思っています。阿弥陀さまに先のことはお任せしきって、今の私を大事に生きる。浄土の教えはこういうとらえ方もできるのではないでしょうか。

④最近の記憶が残りにくくなり、1年を振り返った時、多くのことがあったとしてもなかったかのように感じてしまう。

これを解決するには、記憶を残す方法を工夫することが必要です。頭の中にしまいこむのに限界が来ているのですから、「外の引き出し」にまず記憶をしまうのが有効で、それには文字で残すのが一番です。

私の場合は1~2週ごとに、その間に何があったかを、寝る前に布団の中で思い出しては小さな手帳に記録しています。毎日書く日記ではなく、ほんの2、3行のメモです。

たとえば、○月○日の手帳の欄に「法話会、20名参加、お菓子は・・・・」のように、単なる事実だけを書きます。そうすることで、最近の記憶を呼び起こす訓練ができます。パソコンや携帯への記録は良くありません。手を使って字を書くことに効果があるからです。

また、日記は毎日のこととなり大変です。記録を残すというより反省や感想などの思いも入り、少し意味あいが異なりますので、記憶を助けるという点ではあまりおすすめできません。

このようにして記録した手帳を、今度は時々見直して、こういうことがあったのだと、寝る前に布団の中で思い起こします。そうすれば、抜けていたこの1年の出来事がだんだん鮮明によみがえり、頭に残るようになります。

1年間の記憶を「外の引き出し」であるメモで埋めることで、1年前のことも随分前のように感じられます。私自身も、ここ数年この習慣を続けた結果、1年が短いと感じることはほとんどなくなり、何か豊かな時間を感じられるようになりました。

⑤単調な生活の繰り返しとなる。

同じことを毎日繰り返さないためには、これも努力が必要です。私は毎日の外来診療で、日々新しい人々との出会い、出来事や発見があり、加えてお寺の法務と日々変化に富んだ生活をしています。

皆さんから「大変ですね」とよくいわれるのですが、毎朝、今日1日これをしてあれをしてと、自分なりの段取りを考える時間はとても楽しいものです。

しかし、今は良いのですが、だんだんと体も頭も動かなくなった時にはどうしようかと、今から計画をねっています。

変化のある生活を送るのにも、自分なりに工夫する必要があるといえそうです。

4. 一年を長く過ごすための「あいうえお」

今まで1年を長く過ごす方法を考えてきました。ここで、分かりやすく「あいうえお」の5つにまとめてみましょう。

表　一年を長く過ごすための「あいうえお」

「あ」明日がある。
常に前を向き、自分なりの楽しみを作ってそれを心待ちにしましょう。
「い」いろいろできることをやってみる。
自分に出来るいろいろなことに、挑戦する気持ちを持ちましょう。
「う」運動しよう。
じっとしているのではなく、意識をして体を動かすようにしましょう。
ウオーキングが一番です。
「え」笑顔で明るく毎日を過ごす。
毎日を楽しい気分で過ごし、良い方に物事を考えましょう。
「お」思い出すためメモをする。
簡単な方法でメモをとり、それを時々見返して過ごした時を思いおこしましょう。

1年を短く感じるのには多くの原因があり、何もしなければなかなか解決できないことは分かっていただけたと思います。しかし、今までお話ししたように、自分でできることをいろいろ工夫することで、結構長く感じるようになってくるものです。

1年を長く過ごすための工夫は、いただいた命を大事にして毎日を過ごすことにつながります。自分の人生を振り返ったとき、本当に良い時間を過ごせたと思えるようになるには、これ以外にも大事なことが一杯ありますが、一年を長く過ごすための「あいうえお」が少しでもお役にたてれば幸いです。

コラム「門前説法」

無財　七施（むざい　の　ななせ）

雑宝蔵経より

仏教典の「雑宝蔵経」（ぞうほうぞうきょう）にある言葉です。

二歳半になる孫が、「おすそわけ」と言って、自分が作った紙の団子を友達に配って遊んでいました。

頂いたものをお裾分けするのに、家内と一緒についてあちこち回っているうちに覚えたようです。

このように物やお金を施すことを、財施といいます。感謝の心を多くの人と分かちあう気持ちの表れです。でも、物やお金をかけずとも行える「幸せのおすそ分け」が無財の七施です。

一つずつでもやってみませんか？

見返りを求めるものではありませんが心が豊かになります。

眼施（やさしいまなざし）　**和顔施**（やさしいほほえみ）
愛語施（やさしい言葉）　**身施**（手をさしのべる）
心施（心配り）　**床座施**（席だけでなく何ごとにも譲る気持ち）
坊舎施（家に人を温かく迎える）

善紹

コラム「門前説法」

一笑一若
一怒一老

文字通り、一度笑うと笑った分だけ若くなり、その反対に一度怒るとその分だけ老いるという意味です。

笑顔は周りの人も笑顔にします。そして、体も心もリラックスさせ健康の源となり若さを保つことができます。

一方、怒りは副腎からアドレナリンというホルモンを分泌させ、全身にストレス反応を引き起こす結果、老化を進めてしまいます。

「笑う門には福来る」とも言いますね。怒って得することはありません。いつも笑えるゆとりのある心を持ち続けましょう。

善紹

生**老**病死

第3章　老いと向き合う～今すぐ始める認知症対策～

1. 認知症とは

「認知症」とは老化にともなう病気の一つです。さまざまな原因で脳細胞の一部が死んだり働きが悪くなったりすることで、記憶力や判断力といった知的能力が障害され、通常の生活が送れなくなる病気です。若くて発症する若年性のものや、脳血管障害などの原因があるものもありますが、多くは人が長生きするようになった結果といえるでしょう。

以前は痴呆症と呼ばれていましたが、痴呆ということば自体があまり良い印象でとらえられないことから、2004年末から認知症と呼ぶことになりました。

年をとれば誰でもすぐに思い出せなかったり、新しいことを覚えるのが困難になったりします。たとえば、顔は分かっても名前が出てこないとか、どこに物を置いたかを忘れることが増えてきます。脳の老化は40歳を過ぎた頃から始まるとされていますが、認知症はこのような「加齢による物忘れ」とは違います。この、年相応の物忘れと、認知症の物忘れはどのように違うのでしょう。

まず、加齢による物忘れは、体験の一部を忘れるのに対して、認知症では体験のすべてを忘れます。たとえば、前日の夕食のメニューを忘れるのが加齢による物忘れで、食べたこと自体を忘れるのが認知症による物忘れです。従って、認知症では実際はごはんを食べていても、「ごはんを食べさせてくれない」とよく言われます。

皆さんはこの本を読む前日の夕食で、何を食べたか思いだせますか？　メニューをすらすら言えれば全く問題ありません。時間をかけ、少しヒントをもらって思い出せればまず大丈夫です。でも、食べたかどうかを全く覚えてないということになれば、これは要注意です。早速、専門の医療機関を受診する必要があります。

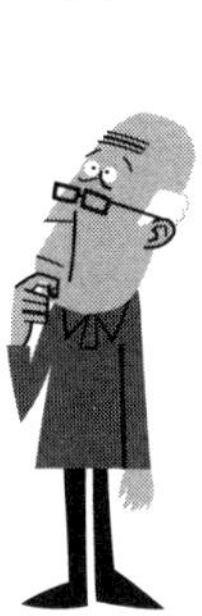

また、加齢による物忘れは、忘れやすいことを自覚し、大きく進行することなく日常生活をほぼ差支えなく過ごせます。一方、認知症では忘れたことの自覚がなく、だんだん進行して日常生活に支障をきたすようになり、思い出せない部分に作り話が混じったりします。

認知症による物忘れの特徴は、初期では数日前のことが思い出せないのですが、進行してくると数分前のことも忘れるようになってきます。しかし、昔のことは良く覚えているので、一見、記憶がしっかり保たれているように周りも思ってしまいますので要注意です。また、今日は何月何日かが分からないとか、自分の家に帰れないということが出てくれば、認知症である可能性が大きくなります。

認知症はどれくらいあるのでしょうか？　わが国での各種調査によると、年齢が上がるにつれて増え、65〜69歳で認知症の方は1・5％ですが、以後5歳ごと倍に増加し、85歳では27％に達するといわれています。

現在、わが国の65歳以上の高齢者の8人に1人が認知症と推定され、250万を超えている可能性が指摘されています。今後20年間は団塊世代が次々と高齢期に入るので、やがて400万人に達するともいわれています。認知症は身近で、ますます重要な問題になってくることは明らかです。

認知症の原因となる病気は、1980年代までは脳梗塞や脳出血といった脳血管障害が多かったのですが、最近ではアルツハイマー病が半数以上を占めるとされています。また、レビー小体型認知症、前頭側頭型認知症といった特殊なタイプの認知症も知られています。一見認知症のようであっても、実はうつ病や甲状腺機能低下症など他の病気が原因のこともありますので、心配な方は一度かかりつけ医と相談なさって下さい。

どうですか？　皆さんの中には、自分も少し危ないと思っておられる方もあると思います。このような背景から、まず、自分が認知症にならないようにする対策、家族が認知症になった場合の対策、そして、いくら努力しても結果的に自分自身が認知症になって周りに迷惑をかけてしまう場合を想定し、まだ、しっかりしている間に準備しておくべきことを考えてみましょう。

2．認知症予防の８カ条

認知症は、元気な時から日常生活を注意して過ごすことで、ある程度予防できるといわれています。

まず、多くの病気が生活習慣病と関係しているのと同様に、認知症予防の第一歩は糖尿病、高血圧、脂質異常症をしっかりコントロールすることです。これには、薬による治療は必要ですが、それ以上に食事や運動など日常の摂生が大切です。

また、これらの病気は血管の動脈硬化を進行させて、脳梗塞や脳出血などの脳血管障害を引き起こし、血管性認知症の原因にもなります。

喫煙は血管の動脈硬化を進行させる大きな原因であると同時に、アルツハイマー型認知症そのものの原因になるといわれています。タバコを吸っている人は吸わない人に比べてアルツハイマー病にかかる確率は2・3倍になるというデータもあります。タバコを吸っている方は、今からでも遅くはありませんから直ちに禁煙しましょう。幸い、我が国では健康保険を使って禁煙する制度があり、自分でやめられない方は禁煙外来が利用できます。

表　認知症予防の８カ条

①生活習慣病の治療をしっかり行う。
②タバコは吸わない。
③お酒は飲まないか、適量までにする。
④食事は控えめに標準体重をめざす。
⑤運動する習慣を身につける。
⑥青魚、野菜を中心の食事をとる。
⑦社会や人と交流し、頭を使う。
⑧お寺に行こう。

お酒は適量であれば寿命を延ばします。適量というのは、日本酒1合、ビール中瓶1本、ワイン（1杯120㎖）のいずれかで、アルコール20ｇに相当する量のことです。これを超えると、逆に生活習慣病になりやすくなります。ただ、アルツハイマー病に関しては、お酒は必ずしも良いようにばかり働く訳ではないようですが、唯一、ポリフェノールを含む赤ワインだけは予防効果があるようです。

次に、肥満を解消しましょう。標準体重を維持するためには、食事の摂生と定期的な運動が大切です。標準体重（kg）は身長（m）×身長（m）×22で計算されます。

面白い動物実験があります。低カロリーの食餌で飼われたラットやマウスの方が、餌を自由に食べられる状況のものより寿命が長くなると同時に、脳の認知症と関係する部分で、神経細胞が元気になるという結果です。自分の欲望にまかせて食べている人は、寿命が短く認知症になりやすくなります。腹八分目といいますが、肥満の方には六分目でもちょうどです。

運動が認知症の予防に有効であることは、多くのデータから明らかです。一時的な運動ではなく、軽く汗をかく程度の運動を続けることが大事です。特に、頭を使いながらの運動が大事で、たとえば、ダンスは単に動くだけでなく頭を使いながら動くので有効です。「一年を長く過ごす方法」でも紹介したウオーキングもてっとり早い運動法といえます。

食事については、野菜と魚を中心にしましょう。野菜と果物を多くとっていると、がん、心臓病、脳血管障害にかかりにくいと同時に認知症にもなりにくいとされています。これらには、ビタミンCやEなどのビタミン類が多く含まれているのと関係しています。緑茶にも多く含まれているのでおすすめです。

脂肪は特に動物性のものは、あまり良くありません。しかし、すべての脂肪が悪いのではなく、サンマ、サバやイワシといった青魚に含まれるＤＨＡとかＥＰＡといった脂肪は、認知症予防に有効とされています。ある住民健康調査では、魚を週２回以上食べる方は、食べない方に比べアルツハイマー病になる確率が半分以下に下がることが分かりました。

また、一人でいるより、多くの方々と交流することが大切です。そして、頭を使う知的活動として、音楽、絵画、俳句といった趣味を持ち、新聞や雑誌を読んだりクロスワードパズルをしたりするのも有効です。この本をお読みの方は、頭をしっかり使っておられますので大丈夫です。

最後に、皆さんゆかりのお寺に足を運びましょう。お経をあげ、心身ともにリラックスした状態で法話を聞いて頭を使い、檀家の皆さんと交流することは、間違いなく認知症予防になります。

3. 認知症の方への対応方法

現在、認知症は予備軍を含めると800万人に達すると推定されています。これだけの数ですから、皆さんの周りを見渡せば認知症の方は必ずおられ、ご家族が認知症ということもあると思います。

私の外来にも、認知症の方、そしてその家族が数多く通院されています。

76歳男性。10年ほど前から通院されています。糖尿病、高血圧症がありますが、大酒飲みでタバコを1日30本ほど吸われます。おまけに肥満もあり、典型的な生活習慣病です。いくら薬を処方しても、血圧はコントロールできますが、食事療法は全くできていません。もともと人の言う事を聞かない方で、糖尿病の教育入院の為に病院を紹介しても、結局は入院せず今までどおり好き放題されていました。もちろん、奥様の注意に聞く耳を持たれません。

案の定、「先生、わしの金欠病を治してくれ！」と外来に来られる度に叫ばれるようになりました。お金に関する執着、「私の通帳をどこへ隠した」「私のお金を勝手に使っただろう」などのもの盗られ妄想は、認知症によく見られる症状です。

奥様の希望もあり、認知症を遅らせるお薬は服用していただきましたが、これとて治るものではありませんし、奥様の介護ストレスは大きいものがあります。

認知症は記憶、特に最近の記憶が無くなりますので、典型的な例として「ごはんはまだ？」と食べたばかりなのに聞かれます。そういう時には、「先ほど食べたでしょ」と説得しても無駄です。本人はそれが事実と思っているからで、「もう少し待っていてください」とか、他のことに気をそらす工夫が必要です。食べてないと言ったことすら、すぐに忘れるからです。

認知症の方に対する接し方のポイントとしては、どうしても近しい家族は感情的になってしまいますが、まず、心を落ち着けることが大事です。また、間違ったことに対し、正そうとしても無理な話です。特に、「こんなことがなぜできないの」と感情的に叱ったり、怒ったりしても逆効果です。理屈は理解できなくても感情は伝わり、単に嫌なことを言われたとしか受け止めてもらえません。

ただ、自分でできることはしていただき、うまくできた時は「ありがとう」と感謝の気持ちを伝え、一緒に喜ぶことで気持ちを通じることが大切です。

しかし、興奮が強くなる、暴力を振るう、夜と昼が全く逆転してしまう、幻覚や妄想が強くなるといった認知症の周辺症状が強くなってきた場合は、専門医と相談して治療を受けましょう。

一番大変なのが徘徊です。勝手に外へ出て、自分の家に帰れなくなるケースです。こういう認知症の方が、やっとご家族のもとに帰ることができたというニュースを、時々耳にします。現在では、位置が分かる機械もありますが、それ自体がついてないと効果はありません。衣服や持ち物には、必ず、電話番号と名前を最低限書いたものを縫い付けるか直接書くようにしましょう。

認知症の方がおられる家族は大変で、「こんな夫はいなければ良いのに」とさえ口にする奥様がおられます。そういう方も、いざ亡くなった後には「手のかかる夫でしたが、そばにいてくれた方がやっぱり良かったです」と口にされます。今はつらいこともあると思いますが、悔いが残らないよう、できることだけはするくらいの軽い気持ちでいましょう。全部を自分でかかえこまず、一緒にいない時間も作ることも必要です。

同居の家族に認知症の方がおられる場合、24時間顔を突き合わせることが大変なストレスになりますので、デイサービスやショートステイ（短期間の施設入所）を利用して、家族が心身とも休める時間を作りましょう。女性は、人と交流するのが好きな方が多く、喜んで施設を利用されますので、家族の介護負担は軽くなることが多いです。

一方、男性はなかなか自尊心が強い方が多く、自分のことはさておき、「あんな年寄りが集まる所へは行きたくない」と嫌がる方が結構おられます。しかし、実際に行ってみると施設の方は慣れておられますので、上手に楽しませて下さり、続けて行かれるようになります。前述の男性も、やっとデイサービスに行かれるようになり、奥様の介護負担も少しは軽くなりました。

いつも思うのですが、認知症になった方は、生まれたばかりの赤ん坊と同じですね。言い聞かせて分かる訳ではありませんが、こちらが思いやって対応することが大切です。泣いていた赤ん坊が、あやすことで泣きやむのと同じような心構えが必要かと思います。

でも、赤ん坊はかわいいけれど、大人はそういう訳にはいきませんね。今からかわいい年寄りになる訓練が必要でしょう。

4．認知症になるかもしれない

今まで、認知症とはどういう病気で、予防するには何が必要かをお話ししてきました。しかし、いくら努力をしても、将来、自分が認知症になり家族や周りの人に迷惑をかけてしまうかもしれません。

私の外来で、ご高齢の方が「若い者に迷惑をかけないよう、できるだけ一人で頑張ります」とよく口にされます。その心意気は買いますが、それで良いのでしょうか？人間は一人で生きているようで、実はそうではないのだと仏教は教えています。食べるという行為一つにしても、他の命をいただいて我々は生きています。自分の知らない間に、家族はもちろん、町内や地域、そして見えない所でも多くの方々のお蔭で生きているのです。

まず、自分一人で頑張るという意識を捨てて、皆さんのお世話になり有難うございますという感謝の気持ちを持ちましょう。

90歳男性。パーキンソン病で寝たきりとなり、在宅療養の為、私が定期的に訪問診療をしていました。ベッド上の生活でしたが、1年9カ月もの長い間お嫁さんやお孫さんが入れ替わり立ち替わり介護されました。

パーキンソン病は単に体が動かなくなるだけでなく、認知症も出てきます。寝たきりの認知症という大変なパターンです。長期間の介護は大変なのですが、「若い頃からおじいさんには優しくしていただき、今度は恩をお返しする番です」とお嫁さんは話されていました。

残念ながら肺炎を併発され、入院先の病院で亡くなりましたが、ご家族にとって家での介護はとても良い時間だったようです。

何も先のことを考えて、今のうちにゴマをすっておきなさいと言っている訳ではありません。日頃の自分の心がけが周りに伝わるのだと思います。このお爺さんの場合は、こちらが訪問診療をする時や家族などから介護を受ける時も、いつも手を合わせて「ありがとう。ありがとう」と言っておられました。お元気な時から、常日ごろそうだったようです。年を取ってからすぐにできるものではありません。

特に認知症になると、昔の生き方の姿が顕著になってきます。たとえば、頑固な方はますます頑固に、意地悪な方はますます意地悪になってきます。ということは、まだ元気な間の心がけが大事なのです。人間生きてきたように老いるといいますが、まさにそういうことです。そのためには、元気な間にお寺で法話を聞き、仏様に手を合わせ、自分がより良く生きることを真剣に考えることが大事でしょう。

このように、一人で頑張るというのではなく、「何かと面倒をかけ、お世話になるかもしれないけど、その時はよろしく」という気持ちを常に持ちましょう。場合によっては施設に入っても良いという意思表示を、元気な間にしておくのも必要です。

生きている間に仏になる。仏になろうと努めるのが成仏ということかと思います。

日常、仏壇に手をあわせ日々を感謝する心がけが大事です。「慈心相向《じしんそうこう》」（善導大師の観経疏より）、つまり「慈《いつく》しみの心でお互いに向かい合おう」なのです。

これまでのお話は、実は自分自身にも言い聞かせている話でもあります。私もそこの年齢になりつつありますので、自分を振り返る良いきっかけになっています。

誰もボケたくてボケてくるのではありません。いろいろ気をつけてボケない努力をしていても、結局はボケていくのが人間です。「ボケないよう努力する」「誰にも迷惑をかけないようにします」ことも必要ですが、ボケてしまうのを前提に、元気な時から、周りの人、特に、家族に感謝の気持ちをしっかり伝えることがもっと大事です。

コラム「門前説法」

腹がたつ！　そんな時は　腹を横にして一休みしてみよう

人間ですから誰かに対して腹が立つことはあります。でもそんな時は自分でも気付かないうちに疲れていたり、気持ちに余裕がなくなっていたりすることが多いのです。

腹をたてたままけんかしてしまうと、ついつい感情にまかせて、思ってもいないようなひどいことを言ってしまうこともあります。

腹が立った時は一度横になって一休みしてみましょう。案外自分の悪かったところもみえてくるものですから。

善　啓

コラム「門前説法」

是非とも　初心忘るべからず
時々の　初心忘るべからず
老後の　初心忘るべからず

世阿弥「花鏡」より

桜の開花とともに春がやってきます。春は新しい出発の季節です。新しい環境に身をおかれている方も多いでしょう。

「初心」は「初志」と異なり、ここでは最初の気持ちという意味では使われていません。新しいことを始めた時の苦労や失敗を乗り越える努力のことを指しています。即ち、どうやって人生の試練を乗り越えたかの経験を忘れてはいけないという意味です。

人生の段階ごとにそれぞれの時期での初心を忘れず、そして、老境に入った時もその時期に応じた対処法を身につける心構えが大事であることを教えています。

善紹

コラム「門前説法」

光陰如箭（矢）　日月如梭（こういんやのごとし　にちげつひのごとし）

有名なことばで皆さまもご存じと思います。「光」は日、「陰」は月で、光陰とは月日のことです。唐代には「箭《や》」（矢）の原料として竹が使われ、その速さがたとえとして使用されています。

同じように、「梭」（ひ）は「杼」と同意で、織機（はたおり）に使う横糸を通す舟形の道具のことで、時間が素早く動く（過ぎ去る）ことをたとえています。

月日は飛ぶ矢のようにすばやく過ぎ去りますが、充実した時を過ごし後悔のないようにするには、個々に応じた工夫と努力も必要です。

善紹

生老**病**死

第4章　病気の予防～お経から学ぶ医学～

1．お経とは

仏教経典はその内容により三つに大別され、三蔵といわれています。西遊記のモデルとなった玄奘《げんじょう》三蔵法師の三蔵です。三蔵法師とは仏教の経蔵・律蔵・論蔵の三蔵に精通した僧侶（法師）のことで、インドから中国へ大量の経典を持参した方や、経典を大量に訳した訳経僧に付けられた尊称です。玄奘三蔵は浄土宗でおなじみの「阿弥陀経」の訳者、鳩摩羅什《くまらじゅう》と共に二大訳聖といわれています。

経蔵はお釈迦さまの説いたとされる教えをまとめたもの、律蔵は出家教団の修行に必要な規律、僧侶の日常生活の規定、病気の予防法や養生法などをまとめたもの、論蔵はこれらの注釈、解釈などを集めたものです。この中でも律蔵には、医療に関する記述が最も多いです。

お釈迦さまが育った時代にはかなり高度の医学があり、帝王学として学ばれていたのですから、その結果として、数々の経典の中に医学と関連する記述があります。

また、日常の摂生が大事で、食事療法や生活習慣の改善などが必要なことも述べられています。薬物も豊富に使用され、数多くの植物系薬剤や鉱物性薬剤も使われていました。

２．現代にも通じる養生訓

お釈迦さまの弟子たちは教団生活を営んでいましたから、規律を定めて統率する必要がありました。また、集団生活を円滑にするためには健康維持が大事であり、お経の中の律蔵にはそのために必要なことが数多く記載されています。それが養生訓です。その内容は現代にも通じます。

一つ、睡眠を十分とりなさい。しっかり眠ることが大事であるとしています。熟睡することを善意睡眠と言い、そうでない場合を乱意睡眠とし、善意睡眠の功徳をのべています。

二つ、飽食をしない。食べ過ぎてはいけない。メタボリックが健康に悪いことは現在では常識ですが、飽食の結果心に煩悩が生じ脈も乱れるとして飽食を戒めています。

三つ、お酒は飲んではいけない。不飲酒戒《ふおんじゅかい》があるように、お酒による酩酊《めいてい》を嫌って飲酒は禁じられていました。病気を治すためであれば良いとされていましたので、私はお酒に飲まれてはいけないと拡大解釈しています。現代でも適量のアルコールは健康に有益とされており、お酒に飲まれない程度であれば良いということは当時も分かっていたようです。

四つ、体を清潔にする。洗浴については、体を清潔にすることは保健衛生の第一歩としています。「十誦律《じゅうじゅりつ》」には洗浴の功徳として、「一には垢《あか》を除く、二には身洗浄なり、三には身中の寒冷病を除去す、四には風を除く、五には安隠を得る」とあります。

わが国においても仏教伝来のあと、温浴は僧侶の手によって行われ、まず寺院に浴場が設けられました。奈良時代の僧侶行基が発見したとされる温泉が今でも日本全国に数多くあるのには、こういうことが関係しているものと思われます。

五つ、手洗いとうがいをする。食事の前の手洗いとうがいは、今では学校でも一番に教えるでしょう。

六つ、楊枝で歯を手入れする。ブラッシングですね。「四分律《しぶんりつ》」には「澡豆《そうず》（豆の粉）若しくは牛屎《うしくそ》にて手を洗浄すべし。・・・口を漱《すす》がしむべし」とあり、手洗いとうがいを励行しています。

食後の歯ブラシは、今では学校でも指導するほど健康保持に重要とされていますが、当時は楊子が使われていました。お釈迦さまは多くの僧侶が口臭に悩むのをみて、楊子の使用をすすめておられます。楊子を使用しないものは「一には口気臭し、二には咽喉中不浄なり、三には痰いん、宿食、風冷消せず、四には飲食思はず、五には人の眼病を益す」と「毘《び》尼《に》母《も》経」にあり、口を清潔にすることが病気の予防になり体にも良いことを述べておられます。

七つ、掃除をする。この時代から今では当たりまえのこのような指導がありました。

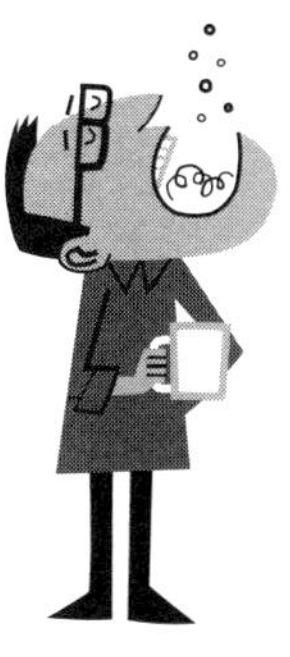

これらの健康を守るための多くの決まり事が、お釈迦さまの時代からお経に載って

いたのに驚かされます。

排泄物をどう処理していたか気になりますが、水中や路上など、所かまわず唾や便をしてはいけないとされていました。痰壷が置かれ、その中には灰や砂、石を入れて時々交換していたようです。

便所については、「僧祇律《そうぎりつ》」には「厠屋《かわや》は東に在き北に在くを得ず。応に南に在き西に在いて風道を開くべきなり」とあります。多分、当時の風向きにより、臭いが家の中に入らないようにしていたのでしょう。今でも禅宗のお寺ではトイレのことを東司《とうす》と呼ぶのには、これと関係しているという説もあります。

厨房は南または西に面して作り、風通しを良くしてきれいな水をいつも蓄えておくこと。足を洗う場所を定め、食堂に入るにはまず手足を洗い、食後にはうがいをすべきといろいろ指示されています。

人間の生活には水が大事ですが、日常使う飲料水は濾過《ろか》して使用することをすすめています。多くの感染症は水を介して広がることを考えると、大事なことに気づいていたといえます。

身体の清潔を保つため、爪が長いと人を傷つけたりするので長爪を禁じ、不潔なので長髪も禁じています。また、耳垢もためてはいけないとされていました。清掃が大事とされ、蜘蛛の巣をとり、寝具、枕などを日光に当てること、室内の生活と整頓、衣服の洗濯まで指示されています。

このように、お釈迦さまの時代には現在にも通じる公衆衛生の考え方、病気予防法がしっかりとお経の中に記載され、養生訓として多くの僧侶の生活の規範となっているのには驚きます。これらの内容は的確で、今では当たり前のことばかりですが、病気予防にしっかり目が向いていることに感心します。

私は呼吸器科の医師として長らく禁煙運動を続けていますが、現在分かっているタバコ煙による健康被害を考えると、お釈迦さまの時代にもしタバコがあったとすれば、おそらく不喫煙戒なるものを作られていたことでしょう。

3. 医戒・看病人戒・病人戒

お釈迦さまは病気の治療にあたって、医師・看病人・病人の三者がそれぞれ守るべき道があり、よく心を合わせ一体となって初めて病気は癒えるものとし、医戒・看病人戒・病人戒につき述べておられます。

まず医戒ですが、これは医師が守るべき道を示したものです。お釈迦さまは一人で万病を治し得る医師を大医と呼び、そのような医師であることを求められています。現代の医学は専門に分かれ、自分の領域しか病気を診ない医師も多いのですが、そのような医師は中医であるといっておられます。

現代でも「総合医」が注目されています。もともと私のように地域の中で診療している医師は「かかりつけ医」と呼び、０才から１００才ぐらいまでの患者さんを診ています。専門は呼吸器疾患ですが、すべての病気の窓口となっていますので、本当の大医になれるよう精進したいと思います。

「金光明最勝王経《こんこうみょうさいしょうおう》」の除病品《ぼん》には、医師に対する訓戒が詳細に述べられています。

表　医戒のまとめ

○気候の変化をわきまえ、病気の種類とその病状を知って治療方法を会得し、それに応じた薬や食事を病人に与える。
○常に医術の修練を行う。
○いつの場合も慈悲の心をもって病人に接する。
○病人の弱みにつけこんで利財をむさぼってはいけない。

医学は科学でありますが、医療は科学ではありません。医師は冷静な科学者である必要はありますが、それだけではなく、宗教的な温情を持って病人に接してこそ本当の医療ができます。

釈迦の時代の医師はほとんどすべて僧侶であり、僧医であったことを思うと当然の要求であったのかもしれません。

次は看病人戒です。病気を治すには医師の治療が大事なのは言うまでもありませんが、さらに看病人が真心をもって看病することが大事としています。まさしく現代にも通じる看護の心です。

まず、看病は仏に仕えるのと同じことで、何より大切であるとしています。こちらも、多くのお経の中に記載があります。

表　看病人戒のまとめ

〇常に慈悲の心をもって病人に接する。
〇湯薬を調合して与える。
〇病人の状態を察知して適した食物を与える。
〇病人の汚物も嫌がらずに取り扱う。
〇病人の為に法を説き、病人が法に歓喜するよう努力する。
〇病人に物欲しげな態度を示さない。
〇欲にとらわれて力をおしみ怠けたりしないこと。

釈迦の時代は看病人も僧侶であったようですが、これらの内容は現在の看護師にも通じます。

最後に病人戒です。医師や看病人がいくら頑張っても、肝心の病人が守るべきことがあります。要約すれば、病人が自ら摂生せず、身勝手な行動で喜怒哀楽の動揺を呈し、心の安静を保たなければ治る病気も治りません。

「摩訶僧祇律《まかそうぎりつ》」というお経では、病人は次のことが大切であると書いてあります。

表　病人戒のまとめ

○病気によい薬を飲み、食事もしっかりとる。
○看病人の言うことをきちんと守る。
○自分の病気の状態をよく知る。
○正しく療養する。

日常診療の場でも、いくら医師が薬を処方しても、食事療法や運動などの日常の摂生をしない患者さんは、なかなか病気が良くならないものです。

病気は医師に治してもらうのではなく、患者さん自身が自分で病気に向かっていく心が大切であることを、お釈迦さまはこの時代から教えてくださっていたのです。

医学の進歩にともない、病気は医師が最新の機器や薬剤、手術などを使って治療するものと思われがちです。しかし、本当に病気を治すには、単に手段だけによらず、看病人や病気の方々と一緒となって力を合わせてこそ身も心も治ります。

現代でも病気の方を中心に、医師、看護師、薬剤師の医療関係者のみならず介護関係者や家族を含めた連携が大切です。チーム医療の大切さをお釈迦さまはすでに説いておられたのです。

4. 仏教と心理学

皆さまもよくご存じの仏教説話を紹介します。

古代インドはコーサラ国の首都、舎衛城（シュラヴァスティー）に、クリシャー・ガウタミーと呼ばれている女性がいました。彼女には一人の男児がいましたが、その子が突然死んでしまいます。彼女はその子の屍体を腕にかかえて狂ったように、「どなたか、この子の生き返る薬を作って下さい」と叫びつつ舎衛城の街を走り回っていました。

でも、誰もどうすることもできません。その時、お釈迦さまが托鉢のために、祇園精舎から舎衛城の街に来られていました。そして彼女を見て、「女よ、では、わたしがその薬を作ってあげよう」といわれます。ただし、その薬の原料になる芥子種《からしだね》を、これまで死者を出したことのない家から貰って来なさいと命じられました。

彼女は、死者を出したことのない家を探して回ります。家から家を訪ねて「お宅は死者を出したことはありませんか？」と問います。しかし、どの家もいつかは死者を出しています。そのうちに彼女は正気に戻り、お釈迦さまのところに帰って来ました。「女よ、芥子種を貰って来たかい？」お釈迦さまの問いに彼女は答えました。「いいえ、わたしには芥子種はもういりません。この子を安らかに葬ります」

愛するものと死に別れることは、苦しみであると教える有名なお話です。人の世の無常を説いておられます。これがお釈迦さまの救済なのです。お釈迦さまは特別な魔法を使って直接救われるわけではなく、その人自身でどうやれば幸せに生きられるのかということに「気づかせて」おられます。

この「気づき」に導くのは、心理学のカウンセリングそのものです。まず、しっかり相手の話を聴き、そして自分自身で「気づき」、当面の問題への対処方法を自分で考えるよう導くカウンセリングを、この時代からお釈迦さまはされていました。

仏教にはためになる説話、お経から引用される四字熟語や日常語化した仏教用語などが数多くあります。それぞれの言葉は受け取る側がその状況に応じて共感したり、自分自身で気づいたりすることで心が軽くなります。また、ちょっとした一言で、頑張ろうと思うようになった経験は皆さんもあると思います。

私は僧医として、日常の外来の中で医療面だけでなくさまざまな相談を受けます。大抵の物事は二面性があり、それを良いように捉《とら》えるか、悪いように捉えるか、いずれにもできるものです。悪いようにだけ捉えるのではなく、仏教的な発想からこういう考え方もできますよというアドバイスをすることで、その方の心が軽くなられます。仏教には八万四千の法門（教え）ありといわれますが、これは仏教がそれほど根源的な教えであるがゆえに、どの方にも合う教えが見えてくるということでしょう。

現在、多くの場でカウンセリングが行われていますが、我々僧侶は日常の法を説く時、また、檀家さまから相談を受ける時、まさしくこのカウンセリングを行っています。学問としての心理学を勉強するにこしたことはありませんが、基本は相手の立場に立ち仏の教えをその方に合わせてお話しすることで、十分にカウンセリングを行っていけます。

精神療法として有名な森田療法では、「あるがまま」という心を育てることによって神経症（不安障害）を治療するようですが、まさしく仏教の教えそのものです。

また、わが国では、寺を中心として檀家や地域の人々と僧侶とのつながりが深いので、悩みの相談相手としてお寺の僧侶や寺族の役割が大きいといえます。

一方、仏教の心理学的側面を示すものとして、浄土三部経の一つ、観無量寿経があります。「観」とは心で見るという意味で、西方浄土や阿弥陀仏、観音・勢至の二菩薩を想い観る方法を説くものです。

その中に日想観があります。日没の夕日を見ることにより、阿弥陀如来の浄土を想《そう》念《ねん》する観法《かんぼう》です。日没の太陽が沈む姿を見て、思わず西方浄土を想いお念仏を唱えた経験は皆さんも一度はあるでしょう。その他、水や地、仏像などからお浄土を観る方法がいろいろ書かれています。日常あらゆる場で、お浄土を観る一種のイメージトレーニングです。

何千年もの歴史の中で人の世の移り変わりは大きいですが、仏教の教えがどの時代の人々にもその時代なりに心を打つものがあるのは、その教えが普遍的であるのと、このように、現代医学の心理学に通ずる要素を、多分に持っているからだと思います。

生老病死

第5章　死への心構え～看取り方、看取られ方～

1．看取りの歴史 ～臨終行儀～

「祇園精舎の鐘の声、諸行無常の響きあり」

皆さんもよくご存じの平家物語の冒頭部分です。この祇園精舎は、古代インドのある富豪の仏教信者が、お釈迦さまのために建てた寺院の名前です。

お釈迦さまが説法をし、多くの僧侶が修行をしていましたが、その中に死を目前にした人の集まる場所として、無常院と呼ばれる施設がありました。そこで臨終を迎えた方があると、鐘が鳴らされていました。即ち、鐘が鳴ったということは、誰かが亡くなったという合図でした。人の死を伝え、人の世の諸行無常を伝える響きでもあったのです。

わが国でも、寺院の中に同様の施設を持つ所があったことはすでに紹介したとおりです。では臨終を迎える人々に対して、実際どのような儀式が行われていたのでしょうか？

臨終行儀です。仏教を背景にして、死に臨む（臨終）人や周りの介護人などへの心得と、その作法（行儀）を示したものです。これについては数多く書かれたものがありますが、基本的には浄土系の場合、しっかりとお念仏を唱え阿弥陀仏の本願に乗じるということかと思います。

臨終を迎えようとする方を、阿弥陀仏が極楽へ導く絵として数多くの来迎図がありります。わが本山永観堂にも国宝「山越阿弥陀図」があり、その一つです。西方極楽浄土から、西の山を越えて阿弥陀仏がお迎えに来られる来迎図で、平安末期～鎌倉時代の作といわれています。

では、この山越阿弥陀図はどういうふうに使われていたのでしょう。一説によると、枕もとに屏風のように立て、亡くなりつつある方の手とこの阿弥陀仏の手を五色の糸（御手糸《みていと》）で繋《つな》ぎ、看病僧に看取られる臨終の儀式として使われていたとされています。

また、江戸時代に「無常院臨終式」という絵図があり、

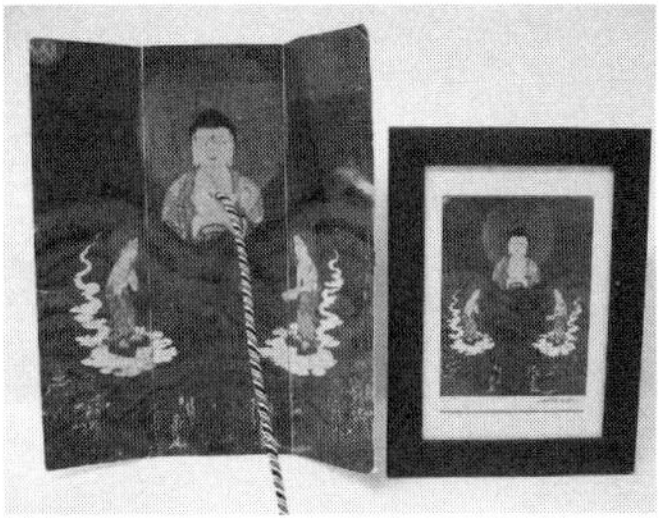

山越阿弥陀図

無常院で阿弥陀仏像と直接に御手糸を繋いで臨終を迎える人の様子が描かれていま す。これらの時代の人たちはこういう臨終行儀を行うことで、阿弥陀仏の来迎を信じて死に行く人を看取り、悲しみをともにして仏の慈悲にすがっていたのです。

このような臨終儀式を知った後、私も実際に患者さんに対して行ったことがありま す。亡くなりつつある方の手と、そこの家のお仏壇の阿弥陀仏像の手とを五色の糸で繋ぎ、それを持ったままで臨終を迎えられました。ビハーラなどの仏教の緩和ケア施設ではこういう儀式も可能かと思います。

私も師匠である父親を96歳で自宅にて看取りましたが、この作法に従い、御手糸で手と仏間の阿弥陀如来像を繋ぐ作法をさせていただきました。

入院されている方でもできる方法はないかと思い、最近では山越阿弥陀仏のお写真を病院のベッドの頭のあたりに置くことをおすすめしています。意識がはっきりされている方ばかりではありませんが、何もなくただお念仏を唱えなさいと

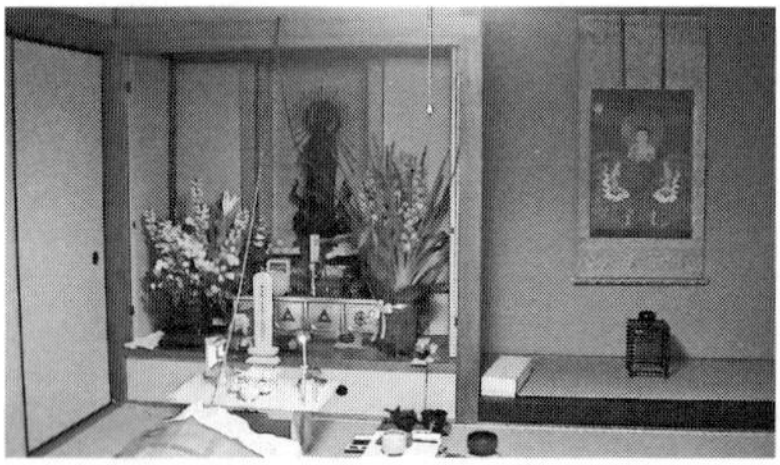

御手糸で手と仏像を繋ぐ臨終行儀

言うより、見えるものとして馴染みの深い阿弥陀仏像がお傍にあるということで安心していただけるのではないかと思います。お浄土へお送りする我々僧侶の立場からすれば、こういう見える形で看取りの過程にかかわっていくことも大事でしょう。

それともう一つ、看取りの過程で臨終行儀を行う意味があります。

80歳を越えた肺がん患者さんでした。小学校のお孫さんが、亡くなるまで横で一緒に寝ておられました。その子は、小さい時からかわいがってくださっていたおじいちゃんが、亡くなっていく過程を見守りました。理屈や教科書で学ぶのではなく、自分で見て学ぶ死の教育です。人間というのは年をとって、おしっこを垂れ、こうなって死んでいくのだということを目の当たりで見ました。命をどう大事にしなければならないかということを口で言わなくても、実際にその場で見て感じてくれます。

看取りの過程を体験することが、人の命の尊さを教えてくれます。その中に臨終行儀という仏教的儀式が入ってくることで、さらに仏の教えを肌で感じていただけます。どういう状態の方に対しても、このような宗教的アプローチも必要かと思います。

ただ、本当は臨終間際だけではなく、やはり元気な時から仏教の教えをしっかり自分のものにしていく、日常の信仰生活が何より大事でしょう。

僧侶の出番が、亡くなった後からだけではなく、昔から行われていたように、終末期の早い段階から寄り添い臨終を迎えていただくことが、現代でも必要ではないでしょうか。

2. ある高僧の看取り

大津市民病院の呼吸器科に勤務している頃（1989年4月~1995年3月）、当時の公的病院では珍しく、看護師や技師達とチームを組んで在宅酸素療法の往診や訪問看護を行っていました。そうした中で、場合によっては在宅で看取りをするケースもありました。

その中で一番印象的な在宅での看取りが、第253世天台座主　山田恵諦猊下《げいか》の看取りです。御遷化《せんげ》に至る一年余、病院での医師と患者としてのお付き合いでした。病気の回復が望めなくなった段階でご家族とご相談し、ご自坊にお帰りいただいて病院からの往診体制にした方が、ご本人の希望にも沿うのではということになりました。特に亡くなられた時のご様子については、左に記す追悼集に書かせていただき感慨深いものがあります。

それは余りにも劇的な瞬間であった。多くの聖人の死には、それぞれの尊い逸話があるものだが、恵諦師の臨終もまさにそのものであった。

ご縁があり平成五年より診察させて頂いていた。平成六年に入り体調を崩され、二月上旬から自宅療養されていた。二月十四日呼吸困難を訴え救急受診。既に酸素マスクは離せない厳しい状況で、一時回復のきざしもあったが、次第に容態は悪化していった。

入院中も、毎朝六時になると「仏間に行く」と言ってお経を唱えられていたが、十九日の朝を最後に、半昏睡の状態となった。ご家族より「本人も以前より延命治療は望んでいなかった」との話があり、私も十分了解していた。

二十二日の朝は、依然危篤状態であったが、容態は比較的安定していた。その日、なぜか目覚めた時から、「御自坊にお返ししなければならない」という思いが無性に湧いてきていた。今から思うと、師の強い意志が、私の心の中に伝わってきたからだと思えてならない。臨終の場はやはり病院より御自坊の仏間がふさわしいと思った。

比叡山や琵琶湖が一望に見渡せる四階の病室から、救急車に収容できたのが午後二時を過ぎた頃。意識は昏睡であったが、呼吸や脈は比較的安定していた。琵琶湖ぞいの国道を走り、御自坊「瑞応院」に到着したのが二時四十分頃。酸素マスクをつけたまま仏様のお軸のかかった仏間の布団にお体をお移ししたのが四十五分頃であった。そのときの師の顔は、まさしく安らかな仏の顔をされていた。

師の帰られるのを心待ちにしておられた孫娘の英理子さんが「おじいちゃん、お帰りなさい」と言葉をかけられた。その直後のことである。すべてに安心したかのごとく、仏様や家族、知人にかこまれて偉大な聖人の呼吸は止まった。

反射的に心臓マッサージ、人工呼吸を看護師とともに開始したが、もはや回復は望めなかった。午後二時五十三分、第二百五十三世天台座主にふさわしく、仏様に見守られての大往生であった。浄土宗西山禅林寺派光明院の僧侶でもある私は、ポケットの数珠を手にかけ思わず合掌し念仏を唱えた。

顔をあげ、ふと庭先に目をむけると、師がかわいがられていたという三毛猫が、ただならぬ状態を察してか、仏間の外の縁側をうろうろと心配気に動きまわっていた。きれいに掃き清められた庭には、寒かった冬のせいか、雪がまだ少し残っていた。

満九十八才、数えで百才の生涯であった。

密葬を間近にした二月二十四日の夜、私は師の心臓がもう一度拍動を開始し、安らかに微笑まれている夢を見た。いつも外来での診察の後、私のような若輩の者にさえ、合掌をしてお礼を言われた方であり、「長いことありがとう」とお礼を言いにこられたとともに、「まだ、どこかで生きておる」と伝えられたように思えた。

それまで多くの医師が担当されていたにもかかわらず、師の臨終を見届けさせて頂いたことは、実に不思議なご仏縁であった。この経験を通じて、人の臨終の有るべき姿を師よりつくづく教えて頂いた気がする。

後で知ったことだが、師の生まれ故郷、兵庫県揖保郡太子町は聖徳太子ゆかりの地であり、師も厚く信仰されていたという。奇しくも、二月二十二日はその聖徳太子と同じ命日であった。

平成七年四月より自坊境内で仏教理念を元に医院を開業し、在宅医療にも積極的に取り組んでいる。ご自宅で患者さんを看取るとき、いつも思い出すのが、恵諦師の臨終の場面である。あの安らかな臨終を多くの人に与えるのも私の使命と思っている。

（追悼集より）

病院での看取りの際、その都度、合掌して心の中でお念仏を唱えていましたが、何かもの足りなさを感じていました。まず、人は日常生活をしている場で臨終を迎えるのが一番自然なのでしょう。次に、どういう形で臨終を迎えるのか。心臓停止や呼吸停止などといった医療行為による死亡確認だけではなく、やはり仏教的看取りの儀式が必要と感じました。

かつては臨終行儀として、阿弥陀さまと五色の御手糸《みていと》で手をつなぎ臨終を迎えるという儀式が行われていました。病院で死を迎えることが増えるに伴い、死を間近にした方を西方浄土へお送りする儀式は無くなり、僧侶も亡くなった後で枕経を上げにお伺いするようになりました。

でも、本当は、まだ意識が残っている段階で何らかの仏教儀式を行い、お浄土からお迎えがあることをしっかり意識し、心に安らぎを感じていただくことが大事ではないかと思います。

３．病院での看取り

病院勤務の時は、多くの方を病院で看取りました。大津市民病院呼吸器科に勤務していた時は、年間40名ほどになったこともあります。呼吸器疾患が専門でしたから、多くは肺がん、ＣＯＰＤ（肺気腫など）といったタバコ関連の病気です。

禁煙が大切なことを痛いほど知っている立場でしたから、１９９４年8月にニコチンガムが発売されたのをきっかけに、病院で禁煙外来をはじめました。公立病院としてはおそらく全国で初めてのことと思います。以降、開業後もしばらく大津市民病院の禁煙外来を担当し、自院でももちろん禁煙外来を開設しましたので、今まで1000名ほどの方の禁煙治療をさせていただきました。

この本を読んでくださっている方で、また、タバコを吸っている方があればお幾つでも決して遅くはありませんから、禁煙していただきたいと思います。いつでもお手伝いします。

さて、病院での看取りはなかなか大変です。もうこれは回復が難しいのではと思っていても、その場に及んではやはり心臓マッサージをしてしまいます。少しの延命効果しかないと思っていても、人工呼吸器をつけることもありました。本当は治療ではなく、患者さんの苦しみを延ばすだけと頭では分かっていても、手足が動くのが医師の宿命です。

そういう状況でしたが、ご家族や患者さんご本人が自宅へ帰ることを希望する方には、できる限りそのように対応させていただきました。今から思うと当時としては珍しい話ですが、病院から往診に出かけ、病院の看護師とも訪問看護の体制をとり、連携しながら在宅医療を行っていました。とはいえ、実際問題、家に帰って家族が看病できる方々ばかりではありません。当時は今のように治療対象にならない患者さんは緩和ケアの病棟や施設に移るということはありません。最後まで主治医が対応していました。

従って、主治医と患者の関係は看取りの段階まで続くのが普通でした。それはそれで良かったと思います。開業後もいまだに当時の患者さんが京都の診療所まで足を運んでいただいており、医療の基本はやはり人と人とのお付き合いが基本だと思っています。

私の診療所の話です。79歳男性。外来通院中に肺がんが見つかり病院で治療されていました。抗がん剤治療が中心でしたので、入退院を繰り返されていましたが、今回は胸に水もたまってきてコントロールができない状態になってきました。

「夫は、正月は家に帰り家族と一緒に過ごしたいと強く望んでいます」と、奥様が年末に相談に来られました。奥様が介護の中心なのですが、ご自身にも持病があり大変なことは承知の上です。もちろん、希望にそってご自宅に戻っていただき、私も定期的に訪問診療することになりました。やはり自宅は良いのでしょうね。食欲も出てきてしばらくはご自宅での生活を楽しんでおられました。

しかし、正月が過ぎてから次第に病状は悪化し、呼吸がだんだん苦しくなってきました。お体の調子がすぐれない奥様も疲れが見え始めてきました。「そろそろ限界です」と、退院して2カ月がたった頃、かなりやつれたご様子で相談に来られました。早速近くの病院を手配し入院していただきましたが、入院後1週間ほどして安らかに亡くなられました。「最後は家で看取れませんでしたが、正月を家で過ごしゆっくりと話もできましたので悔いはありません」と奥様がごあいさつに来られました。

いくら在宅療養の体制が整ってきたとはいえ、家で24時間介護をするご家族の負担は大きいのは事実です。負担に耐え切れなくなった時には、無理をせず入院するようおすすめしています。最期を家で迎えることに必ずしもこだわる必要はありません。

4. わが家での看取り～町医者の在宅医療～

どの病気でも、終末を迎える時には必ずしも治癒を目的とせず、どう生活の質を高めていくか、また、安らかに過ごせるかという視点が重要です。そうであれば、終末を病院より自宅で過ごす方が良いことは明らかです。自宅での看取りは家族の負担は大きいですが、それ以上に本人はもちろん家族にも安らぎを与えます。

原因が何であっても、死を迎える人にとって、まず取り除いて欲しいのは身体的苦痛です。現在では、種々の薬剤を使用することで、自宅であっても痛みはコントロールできます。自宅で患者さんを看取った場合でも、つらい、苦しいといったことはなく、ほとんどの場合、非常に安らかな臨終を迎えられます。自宅で看取るのは大変そうに思えますが、医療・介護保険制度の充実もあり、入院と同様の十分な医療や介護を自宅で受けることができます。

私は地域の中では日常「かかりつけ医」として多くの患者さんと接しています。在宅医療では私のような町医者が継続して主役となることが大事です。地域医療では在宅医療は必須という考えから、私は開院当初より在宅医療を当たりまえのこととして行ってきました。

午前は診療、午後は往診や檀家の月参り、日曜は法要と忙しい毎日で、「大変ですね」とよく言われますが、いろいろ工夫することで無理のない範囲で在宅医療に取り組むことができます。

当初は、当院通院患者のみならず、在宅医療を希望する患者さんをすべて受け入れていたため、多い時は20名ほどの患者さんの訪問診療を行っていました。しかし、住職になった後は当院通院患者さんのみの受け入れとし、10名を超えることはなくなりました。

在宅訪問診療の患者数がちょうど100名となった時にデータをまとめる機会がありましたので紹介します（表）。性別では女性がやや多く、在宅訪問診療開始患者数は、年間平均6名ほどとなります。

在宅訪問診療開始の年齢は63歳～98歳（平均82.5歳）で80歳代が最も多く、高齢になるほど女性が多い傾向にあります。60歳未満の在宅医療希望者はありませんでした。

在宅で看取った方は、この期間では44名となります。在宅での看取りを希望される方はすべてに対応していますので、外来通院中からの付き合いですから、気心が知れ

表　田中医院の在宅訪問診療患者

（在宅訪問診療開始日１９９５年４月～２０１１年12月）
総数：１００名　男性45名　女性55名
転帰：在宅死　44名　入院　45名　施設入所　５名
　　転医　１名　治療中　５名
在宅訪問診療患者の原疾患（　　）は在宅死患者
がん　25名（16名）
脳血管障害　15名（４名）
呼吸不全　14名（８名）
老衰　13名（６名）
認知症　13名（５名）
その他※　20名（５名）
※整形外科、精神科疾患など

た方ばかりです。

　今では訪問診療をした方は１２０名を超えており、そのうち、50名ほどの方を在宅で看取りました。開業以来約20年なので1年間で2、3名となり、在宅医療を行っている方の半数近くは在宅で臨終を迎えていただいたことになります。

　在宅で看取った方の平均在宅日数は10.5カ月です。一方、在宅から最後は病院に入院または施設に入所した方は16.8カ月です。両者を比較すると、在宅で看取った方は、家におられる期間は短い傾向にあります。

　在宅死の多くは、がん、慢性呼吸不

図　在宅訪問診療を行った期間

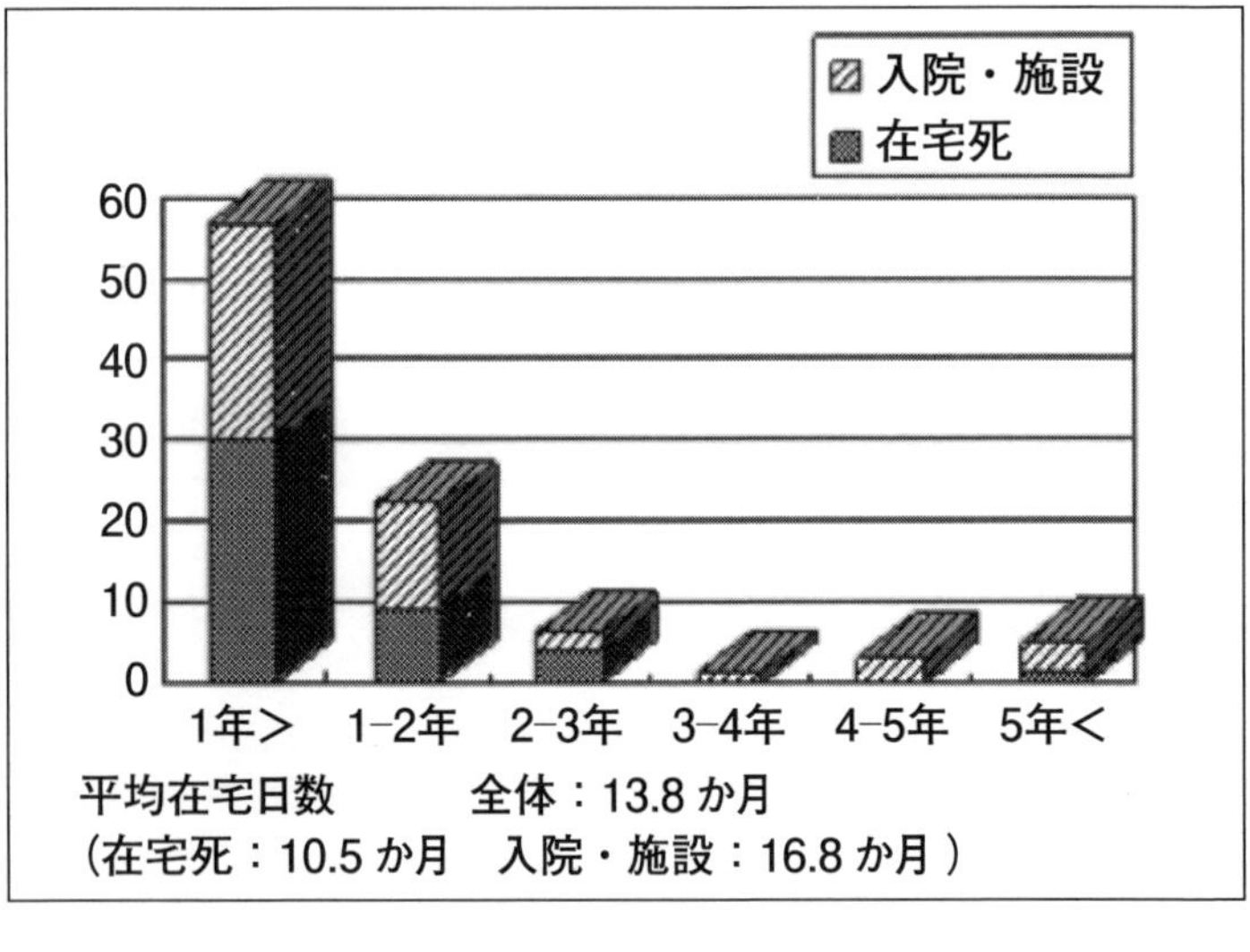

全、老衰などでこれらは脳血管障害などから比べると病気の期間が短くなります。結局、在宅で看ることができる日数にある程度めどが付く場合は、家族も最後まで頑張れるのではないかと思えます。１年くらいなら頑張れる。でもそれを超えて2年、３年と先が見えないと、入院か施設へという選択になってしまいます。これはこれで仕方がないことです。

88歳男性。肝臓がんで入退院を繰り返しておられました。治療開始から5年くらいたった頃、病状が進行して末期の状態となり、痛みが強くなって入院されました。しかし、最期はどうしても家に帰りたいというご本人の強い希望があり、在宅医療体制を整えることになりました。

電動ベッドを置き、酸素を供給する機械を設置し、ほとんど病院と同じ設備を準備しました。家に帰られてからは、病院での回診のように毎日往診し、鎮痛剤を使うことで痛みもなく、自分の住み慣れた場所で安心した日々を送られました。インターネットを通じて、イギリス留学中の孫娘さんともゆっくりお話しされました。

わずか４日間のわが家での生活でしたが、亡くなる前日には子どもやお孫さんたちと一緒に食事をとり、お仏壇の前で安らかに往生されました。ちょうど、同じ宗派のお寺が菩提寺でしたので、枕元に「山越来迎図」（山越しに阿弥陀さまがお迎えに来られる図）の写真を常に置き、死亡確認をさせていただいた時にはお経をあげ、お念仏をご家族と一緒に唱えました。昔のような臨終行儀というほどではありませんが、ご本人も安らかで、また、看取る側にとっても心落ち着く儀式をささやかですができました。

家での看取りの意味はもう一つあります。子どもがおじいさんやおばあさんが亡くなっていく過程を見ることです。理屈や教科書で学ぶのではなく、実際に自分の目で見る死の教育です。人が死んでいく過程を目の当たりにすることで、命を大事にしなければならないということを、口で言わなくても実際その場で感じてくれます。

病院では、家での看取りのように、死の過程を経験することがなかなかできません。在宅での看取りは家族の負担は大きいですが、それ以上に本人には安らぎを与え、また、子どもたちには命の大切さを教えられます。

昔はこの方のように、お仏壇のあるお家でお迎えを待つことは、普通であったように思います。往診をしているほとんどの家にはお仏壇があり、日常の生活の中に仏教が根付いていることを見るにつけ、看取りの場での僧侶の役割は大きいと感じます。

ターミナルケアにおいて宗教的サポートが必要なことは明らかです。今まで、死ぬまでは医師、死んだ後は僧侶としてきた構図を、そろそろ変えていかねばならない時期に来ているのではないでしょうか。患者さんが不安をかかえ、救いを求めている段階にはすでに僧侶が関係し、また、家族への心のケアも行い、心の支えとなりながら臨終を迎えていただくことが必要でしょう。

死を迎えつつある方が求めるのは、体と心の癒しです。在宅であれ病院であれ、そこには、医療や介護だけでなく間違いなく僧侶の出番があります。

72才男性A氏。膵臓がんです。腹痛の精査のため入院していただいたところ、がんが見つかりました。痛みを和らげるための治療が終わり、後はどうするかという段階でご家族が相談に来られました。

「このまま入院して最期を病院で看取るより、家で看取りたい」とのご希望です。

がんによる痛みも、薬物を用いることで苦痛なくコントロールできています。もちろん、よく存じている方ですので、「いつでも結構ですから、退院が決まりましたらご連絡ください」ということにしました。

74才男性B氏。直腸がんです。ご家族は通院されていますが、ご本人は初めてです。入院されていましたが、これ以上治療の方法はないということになり、最期は自宅で看取りたいとの希望です。この方も在宅療養体制をとり、家で看取ることにしました。

入院されている場合、家に連れて帰ると本人が大変ではないか、家族だけで対応できるか不安を感じる方も多いと思います。今では、訪問看護やヘルパー制度など介護保険制度を利用して、入院しているのと同じような状況で、家で看取ることができます。往診する「かかりつけ医」も必要ですね。在宅療養は家族の負担がないとは言えませんが、それ以上に本人には安心感を与えられます。

Aさんは退院当日、Bさんは退院翌日にご家族に看取られて亡くなりました。どちらも昼間でしたので、ご家族からのご連絡を受けた後、往診に伺い死亡確認をさせていただきました。

人生の終末をどこで迎えるかを本人がなかなか選べるものではありませんが、最期くらいは家に帰るという選択肢もあるということは知っておいてください。僧侶が病院へお伺いするのには、まだまだ抵抗感がありますが、お家にお伺いするのは問題ないでしょう。

ただ、この在宅の看取りにはいろいろな要素があります。ご家族の理解がないとできません。お家で看取ってあげたら良いと思っていても、物理的にできない方もあります。病院で亡くなることも決して悪いことではないと思います。しかし、可能なら在宅で看取るすばらしさを知っていただきたいし、現代の医療では十分できる体制にあります。

以前勤めていた大津市民病院の外来で、患者さんにアンケートを取ったことがあります。

細かい数字は忘れましたが、まず、「終末を家で迎えたいか、それとも病院で迎えたいか」という質問には、多くの方が「わが家」と答えられました。では、「実際にはどうなると思いますか」という質問では、今度は、ほとんどの方が「病院」と答えられました。理由の中で一番多いのが、家族に負担をかけたくないというものでした。

しかし、当時とは介護体制も変わってきており、家族への負担も最小限にして、在宅医療ができる時代にはなってきています。

5．自分の場合はどうする？

戦後しばらくまでは、ごく自然に自分や家族の死を受け入れ、自宅で看取られ、看取ることができました。しかし、１９７６年を境に病院死が自宅死を上回り、現在では８割強の方が病院で亡くなっています。

近代医学の発達とともに、病院で治療を受け、終末を迎えることが当たり前となってきました。その結果、本人や家族が望まない医療を受けることもあります。治療方法も日進月歩で、どのような治療を受け、また、受けないかの意思表示を自分でしておくことも必要になってきました。

ただ、医学の進歩が我々をかえって不幸にしていると言っているのではありません。私自身も医学の恩恵を受けた者の一人です。

50歳を超えた頃、多忙の中で少々の発熱は我慢して診療していましたが、ある時、鏡をみると眼に黄疸が出ているではありませんか。直ちに同級生のいる病院を受診し、肝臓から出ている管（胆管）が詰まっていることが分かり、緊急入院となりました。２カ月ほどに亘る入院生活で２回の手術となりましたが、お陰様で治癒し現場に復帰できました。

昔であれば、治ることなくすでに他界していたことでしょう。ところが、時間が経つにつれ横着なもので、いただいた命であるのを忘れ、今あることが当然のように生活しています。

医学の恩恵を忘れ、そのマイナス面だけをとらえて医療否定を行う人がいますが、それは間違いです。医学が人の命を救い、より良い生活を送るのに貢献していることは間違いのない事実です。それをどう生かして行くのかは、やはり人間自身の問題でしょうね。

私も臨床の場で「お陰様で元気に過ごせるようになりました」という患者さんからのお礼の言葉が何より嬉しいもので、日常診療の励みになっています。

いくら良い医療を受けたとしても、人には寿命があり、いずれは終末を迎えます。ご縁があって阿弥陀さまの本願に守られている浄土宗に身をおくものにとっては、阿弥陀さまの本願にすがりきるということで、この世の後のことを心配する必要はありません。

精一杯生きた結果迎える臨終の場は、厳粛です。臨終後の枕経から始まる一連の葬儀式や、忌日法要は勿論ですが、臨終に臨む段階で行う臨終行儀もやはり大切です。看取りのケースは数多くあり、どれが一番良いということはありませんが、「大往生でしたね」そう言える終末を迎えたいものです。

人の生死に関する問題を医学だけで解決できるものではありません。また、医学が発達していけばいくほど、そこには人を幸せにする本当の理念が必要になってくるものです。仏教がその役目を果たすことが、これからますます必要になってきます。

我々僧侶もその期待に応えるべく、自らも研さんし社会からの要請に答えていく必要があります。また、人が生きている間にこそ、こちらからも積極的に人々にかかわっていくことが大切です。

私にできることとして、現代の医学の中で問題になっているトピックスにつき紹介し、「京の僧医」の立場から、社会へ発信し続けていきたいと思います。

さて、「自分の場合はどうする？」。皆さんが、今後迎えるかもしれない医学との接点の問題で、判断に困るケースも出てくると思います。いろいろご自身で判断がつきかねる時、健康問題に限らず、仏事一般、どこに相談して良いか分からないことなど、何でも結構です。どうぞ遠慮なく声をおかけください。僧医外来でお待ちしています。

コラム「門前説法」

却下照顧

まず、自分の足元をみる

玄関の靴はそろっていますか？ 禅寺の玄関によく揚げられている文字で、入門者に最初に教える作法といわれています。

簡単にいえば、「足もとをみなさい。まず、履き物をそろえましょう」です。本来は、それだけの意味ではなく「足もと（脚下）を照らし我を返顧（かえりみ）る」、すなわち、何をするにしても、まず、「我が身」や「我が心」を振り返り、自分自身をしっかりととらえることが必要だということを教えています。

とかく人の非難や批評はしがちですが、まず、自分自身を振り返りましょう。

善紹

第6章　仏教と医学の今とこれから

1. 診断技術の発達

27才女性。「結婚する前に確かめたいことがある」と相談に来られました。実はお母さまが高度の難聴です。娘さんは問題はないのですが、結婚後子どもができた時にその病気が遺伝し、難聴になるではないかと心配されています。実際、遺伝する病気の場合、子どもには出なくても孫の代になって出てくることがあります。お母さま自身も難聴の原因については、はっきりと聞いておられません。娘さんが不安に思われるのはもっともです。そういう方のために、現在では大学病院などで遺伝相談の外来があります。早速手配し受診していただきました。幸い、お母さまの病気は遺伝性のものではないことが分かり、ご本人も安心して結婚され、現在は2名の子どもに恵まれ幸せな生活を送られています。

ところが、病気によっては明らかに遺伝するものもあり、そういう診断を受けられた方は知らない方が良かったと思われる例もあります。

医学の進歩は目覚ましく、特に近年の新技術の発達は素晴らしいものがあります。遺伝子の異常を調べる方法ついて、1970年代には羊水検査による出生前診断が大きく普及しました。近年では、妊婦の血液で胎児の染色体異常を調べる新しい出生前診断ができるようになり、また、どのような病気が遺伝性かどうかもかなり分かるようになってきました。

しかし、その結果として、自分自身が持っている遺伝性の病気を次の世代に引き継いでよいのか、また、生まれる前に分かった場合の生命選別の可否が問題となっています。果たして人の手でそれを決めて良いのか考えさせられます。

2. 治療上の選択

83才女性。脳梗塞の後遺症で体はどうにか動かせても、物を飲み込むと気管に入りむせてしまいます。「医師から胃ろうを造ることをすすめられたが、決めかねている」と娘さんが相談に来られました。

胃ろうは、脳血管障害などで飲み込む機能が低下した方に、内視鏡を利用して腹壁から直接胃へ管を入れ、そこから栄養を補給する方法です。経皮内視鏡的胃瘻（ろう）造設術（ＰＥＧ）と呼ばれています。

食べるのは人間の大事な楽しみの一つです。この方も、食べ物を自分の口からとる楽しみが無くなるのではないか、というのが一番のポイントでした。ご本人の意思を確認するのは困難な状況でしたが、娘さんから「どういう形でも面倒を見たい」との強いご希望がありました。

相談の結果、しばらく鼻から胃へ管を入れ栄養補給する経鼻胃管を行い、飲み込む訓練をしばらく行った後、それでもダメな場合に胃ろうを造ることにしました。

結局は胃ろうを造ることになり、食べる楽しみはなくなりましたが、いろいろやった結果ですのでご家族も納得されました。その後、日常の会話程度ならやりとりできるようにもなりました。私が定期訪問診療も行い、肺炎で入院されることが何度かありましたが、４年７か月もの長い間ご自宅で過ごされ、最後は肺炎で亡くなりました。しかし、ご家族は介護も十分に行えて満足されていました。

胃ろうは栄養補給の一つの手段ですが、人間らしい生活を送るという意味では数々の問題があります。その選択には個々により状況が異なり、一律に是非を問うことはできません。がんの末期の方にこういう形で栄養補給を行うのはいかがなものでしょうか？　意思の疎通ができ本人も希望する場合は問題ないでしょう。

80才女性。パーキンソン病で体の動きが次第に不自由となり、寝たきりの生活になってきました。娘さんが家で介護をされていたのですが、大腿骨を骨折し入院されました。

骨折が落ち着いてきたので、家に帰り訪問診療をお願いしたいとの相談です。お寺の檀家さんで、私の小さいときから存じあげている方です。もともと当院に通院されていましたので病状は分かっています。お家にはお参りに伺っていますので、家の状況もよく存じています。

「本人も最期は家で療養し、ご住職に看取っていただくのが希望です」とのこと。こちらも、以前からそれが一番良いと言っていましたので、「もちろん、そのつもりです」とお返事しました。

ただ、退院にあたり病院の主治医から、「飲み込む機能が落ちているので気管に食べ物が入りやすくなっている。ついては胃ろうを造ってはどうか？」とすすめられたが、私はそういう処置はしたくない。どうしたものかというのが次の相談です。

胃ろう以外にも方法があるので、退院してから一緒に考えることにしました。退院日も決まっていたのですが、突然の骨折部位からの出血のため、残念ながら病院で亡くなってしまいました。葬儀の席で「家につれて帰れなかったのは残念だけれど、ありのままの体で良かったです」と娘さんはお話しされていました。

仏教では命を大切にし、より良く生きること教えます。しかし、胃ろうを造ることが、本当により良く生きることにつながるのか、難しい問題です。胃ろうだけでなく、人工呼吸器を着けるかどうか、点滴栄養だけで生命を維持するかなど、治療上の選択をせまられるケースは増えてきます。

その際の判断の材料として、生前に、自分の意思表示＝リビング・ウィルを書面で残しておくことも大事です。

３．リビング・ウィル

現代医学の発達とともに、今まで予想もされなかったような治療方法も現れています。その結果、必ずしも人として尊厳のある生活を送っているとは限らない例も出てきています。

そこで、病気の治療に際し、より人間的に生きるために、各自が元気な間にどのような治療を受け、また、受けないかの意思をはっきり示しておくことが必要となってきました。これがリビング（生きている間）ウィル（意思）で、「生きている間の意思表示」として文書で残します。

92才女性。認知症はありましたが、体はお元気でした。「最近食事が入らなくなってきた」とご家族から往診の依頼です。いろいろ検査をしましたが、特別なことがおきていることはなさそうで、どうも老衰による経口摂取不良の状態のようです。「入院して検査を受ける方法もあります」と、息子さんに提案はしましたが、「本人は入院してあちこち管をつけられるより、最期は家で過ごしたいと言っていました。このまま家で看てやりたいです」とのご希望です。ご本人も元気に通院されていた頃「家でコロッと死ねたら一番良い」といつも言っておられました。

点滴はせず、口から入るだけの水分や食事を取っていただき、こちらは時々往診で状態確認をするだけです。約1カ月たった夜に、ご家族の話では、ろうそくの火が消えるように苦しむこともなく亡くなりました。

本来はこの方の場合も、生前に文書としてご自分の意思を残しておられれば全く問題はないのですが、まだまだ、そういうわけにはいきません。はっきりとご自分の意思やご家族の希望が分かっている場合は、それにそって対応して行くのが現実的といえるでしょう。

何が原因であれ、自分が人生の終末を迎えるようになった時、どのような治療を受けたいか、また、受けたくないかの意思を元気な間に書面で残しておくことがリビング・ウィル（Living Will）です。

「胃ろうはしない、痛みをとる治療は優先的にして欲しい、人工呼吸器はつけない」など具体的に意思表示をし、文書と署名が必要です。自分が意思表示をできない状態になった時に、家族、周囲の人や医師が治療の判断をする材料になります。その時、自分を支えてくれるであろう方への感謝の気持ちも、ぜひ入れておきたいですね。

前に述べた胃ろうだけでなく、人工呼吸器や中心静脈栄養など、結果的に人の生命を維持するだけの処置が次々と出てきます。どれをするかしないかは、元気な時に自分自身の意思をはっきり示しておくことが必要です。

日本尊厳死協会ホームページなどでも紹介されていますので、ご自分なりに思いを込めて追加したり、書き換えたりするのも良いでしょう。私自身も患者さんから何枚かお預かりしています。中には、すべての判断を私に託してくださっている方もあり、身の引き締まる思いがします。

４．これからどうする～僧医としての私～

仏教が積極的に医療とかかわってきた歴史の中で、特に京都はわが国の医学の中心であり、また、仏教でも中心です。

現在の医療現場でも、終末医療や在宅医療などにおいて宗教家の活躍が期待されています。私は僧侶と医師の両道を30数年続けていますが、2007年、浄土宗西山禅林寺派光明院第25世住職となり、名実ともに「僧医」の道を歩み始めました。

もともとお寺は地域の中で人々が集まる場所であり、地域の中心としての役割を担っています。光明院にはすでに、子どもたちに宗教的情操教育を行うための施設として光明幼稚園があり、弟の雅道が副住職の立場で園長をしています。お寺が昔、寺子屋という教育の場を提供していたことに通じます。

1995年4月には境内に診療所を作り、今度は医療を通じて地域の人々とかかわってきました。日常の診療の中でも医療以外のいろいろな相談も受けています。定例の法話会やお彼岸の法要など、お寺での行事には檀家さんのみならず、地域の方、患者さんなども参加されています。この本を読まれた方も、ぜひ足をお運びください。左記ホームページでいつも案内しております。

http://web.kyoto-inet.or.jp/people/tanakazk/

お寺と診療所をしていますが、私の活動の基本はあくまでもお寺であります。お寺の活動を基盤にして、その中に診療所があります。お坊さんが医者をするのは歴史的にみても全然不思議じゃないことはよく分かっていただけたと思います。そういう状況の中で、私がお寺の中で診療所を開き、地域の中で活動しようと思いました。

光明院は1214年、約800年位前にできたお寺です。一度焼けて江戸の初期に再建され、現在の場所に移っています。これを中興（ちゅうこう）といいます。この地で400年位の歴史になりますが、京都ではあまり大したことではありません。これくらいの歴史を持つ所は京都にはたくさんあります。

2008年4月、ちょうど桜満開の時、晋山式というお寺の住職になる儀式をしました。境内にある光明幼稚園の園児さんが、多数、お稚児さんに出ていただきました。

お寺の敷地内に診療所があって、その横手に幼稚園

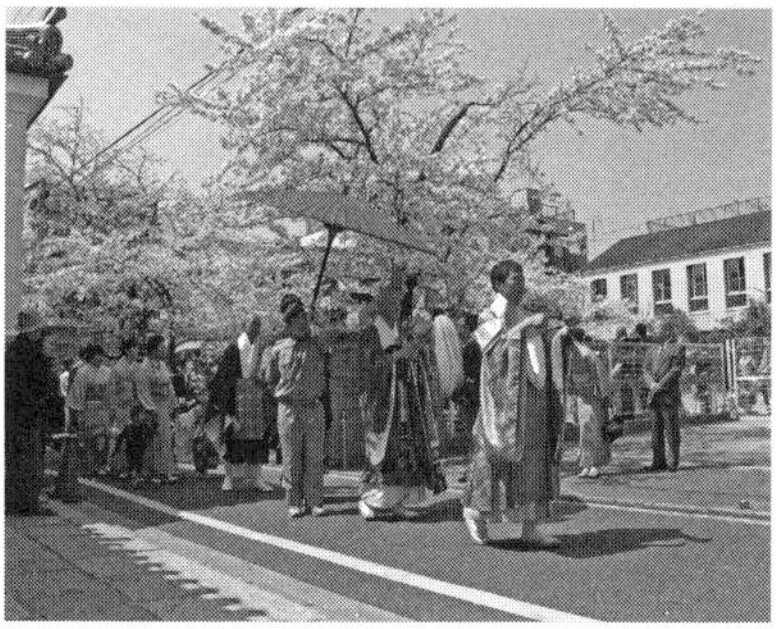

晋山式

がある。裏にお寺の本堂がありまして、そこの後ろにお墓があります。「揺りかごから墓場まで」整っている状況です。こんな状況なら患者さんは嫌がるのではと思われるかもしれませんが、ほとんどの患者さんは、私の檀家さん、地域の方、お寺の方、幼稚園の方、皆さんご家族の顔まで知っている方々ですので状況はしっかり分かっていただいています。

町の中の診療所という状況です。田中医院はそういう状況で仕事をしています。診療所の中に薬師如来という仏さまをおまつりしております。

ご存じのように、お薬師さんというのは病気を治してくださるとされる仏さまです。平安時代の昔から病気平癒は庶民の望みですから、病気を治す薬師信仰は仏教と民衆の接点の一つです。そういう理由で、診療所の待合に、全国のお薬師さんのお写真を順番におまつりしています。

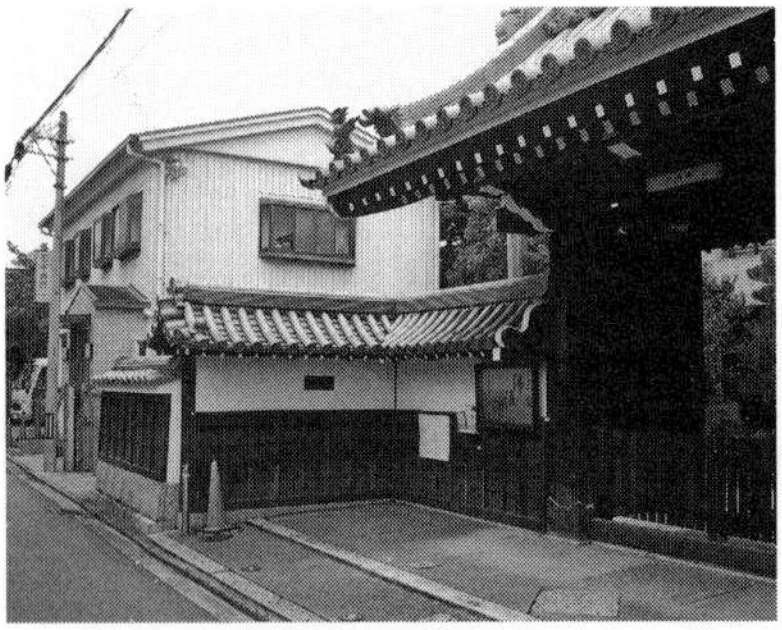

光明院の門と田中医院

また、日常診療の中で、健康問題に限らず、仏事一般、どこに相談して良いか分からないことなど、何でも結構です。僧医外来として、よろず相談を田中医院にて予約制で行っておりますのでご利用下さい。

5．仏教と医学はどうかかわっていけるか

仏教と医学は、人の世の長い歴史の中で、温度差はあっても何らかの形でかかわってきたことは、よく分かっていただけたと思います。いくら医学が発達してきても、人の生死に関する問題を医学だけで解決できるものではありません。また、医学が発達していけばいくほど、そこには人を幸せにする本当の理念が必要になってくるものです。仏教がその役目を果たす出番が、これからもますます増えてくるものと思います。

我々僧侶もその期待に応えるべく、自らも研さんし社会からの要請に答えていく必要があります。また、人が生きている間にこそ、僧侶からも積極的に人々にかかわっ

ていくことが大切です。

私と同じような立場で仏教と医療との接点を持っておられる方は、全国に数多くおられます。医師だけでなく医療・介護の現場で働いている僧侶も数多くおられます。

仏の教えは人々に幸せを与えるためのものであり、生老病死の四苦のうち、老病死の3つの領域で仏教と医療は直接かかわりがあります。

老についてはすでに、お寺による老人ホームは全国あちこちにもあり、お寺での活動は年がたってから密接になることから見ても、年老いた方への働きかけは十分でないにしろなされてきました。

病については、病気の治療は西洋医学が中心となり、昔とは違って分業化されたとしても仕方がないことです。ただ、人の病気は体だけでなく、心とともに動いていくものですから、医療から全く仏教がかけ離れた存在という訳にはいきません。

死については、特に終末医療の分野において仏教と医療の接点が大きいところから、ビハーラ（仏教ホスピス）、病院での看取り、在宅での看取り、緩和ケアなどの領域で、医療者と僧侶が幅広く交流の輪を広げていくことが必要になってくるでしょう。医療は死については大変接点の多い領域ですから、私のような僧医だけでなく、昔の看護僧に相当する方も必要です。

ただ、僧侶が医療現場にすんなりと受け入られていくには、僧侶＝死という社会的なイメージある以上、ある程度の制約があるのも仕方ないことです。しかし、私のような僧医ができるだけ社会にメッセージを送り続けることで、次第に社会の中に受け入られていくことでしょう。

6．医療・介護との接点でお寺は期待されている

今の時代の変化を背景に、寺離れが進行してきていることは事実のようですが、その一方で、お寺本来の布教活動である法話、座禅、写経などの行事に関心を寄せる人は少なくなくありません。

また、先祖供養を中心として従来の法要だけでなく、介護や死、生老病死に僧侶が積極的にかかわり、心の支えになることが期待されています。しかし、死に直面した

ときに、僧侶が心の支えになると考える人は少ないのが実情です。

信仰・布教の場としてのお寺が基盤ですが、私は医療・介護の接点でお寺ができることはいろいろあると思っています。

まず、僧侶としてですが、この本でも紹介している「看取りの場への参加」があります。現代では葬儀以降に僧侶の出番がありますが、昔のように臨終にいたるまでの過程で積極的にかかわっていきたいものです。

また、若くして不治の病におかされ毎日不安な生活を送っておられる方には、宗教の立場から心の支えになることが必要です。

もちろん、宗教を背景にした心のケアは日常の法務の中で僧侶はすでに行っていますが、しっかり現代の医療知識も勉強し、対応できるようにしておくことも大事です。

次に、お寺は、介護保険制度を理解し地域包括支援センターなどと連携して、介護や地域の交流の場を提供できるのではないでしょうか。特に、高齢者が多く集まるので、憩いの場としての役割があります。おじいさんやおばあさんが孫を連れて、自分の家のお墓を一緒にお参りし、人の命のつながりについて話しをすることで、孫はそれを肌で感じます。

私のお寺では、定例の法話会やお彼岸法要の際、法話とは別に、地域の介護予防推進センターから講師を派遣いただき、「認知症予防実践トレーニング」を行っています。もちろん、私も参加して一緒に体を動かしています。檀家さんだけでなく、患者さん、地域の方も参加されます。

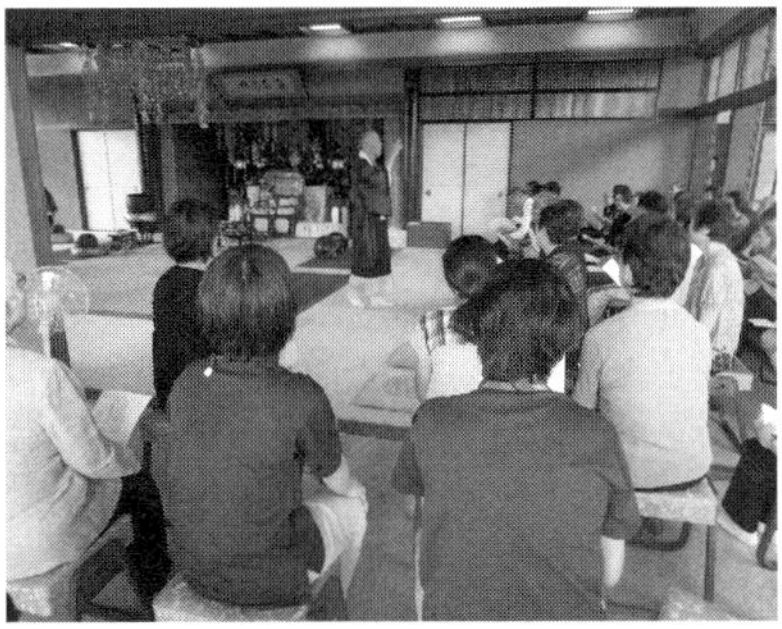
法話会

また、お寺は広い境内を持っているところがあります。その土地を有効活用して、四天王寺にあった福祉施設である悲田院のような、老人ホームなどの介護施設を提供することも選択肢の一つです。すでに、仏教を背景にしたこのような施設は数多くありますが、今後、高齢化社会に向けての受け皿として考えていくべきでしょう。
一方、お寺を守る「寺庭婦人」などの寺族の役割も大事です。医療現場でも医師と看護師が両輪ですが、不安や心配ごとなどの本音の話は、患者さんは看護師にされていることが多いものです。

お寺も同様で、ざっくばらんなよろずの話し相手として、「寺庭婦人」の存在は檀家さんにとってとても有難いものです。また、そういう話の中で、檀家・高齢者単独世帯の把握をお寺ですることができます。

このように医療・介護との接点だけでもまだまだお寺としてできることはありますので、一つずつ皆さんと一緒に考えながら進んでいければと思います。

第7章　僧医講座「仏教的生き方のヒント」

1．ありがとう

人の生を享（う）くるは難く　やがて死すべきもの
今いのちあるは　有り難し

法句経より

「ありがとう」ということばを、日常、感謝の気持ちを表す時に何気なく使っています。実は、このように「有ることが難しい」というお経の一節と関係しています。めったにないことやものに出会ったり、もらったりすると、その貴重なものに対して感謝する気持ちがでてきます。その気持ちを伝える意味で使われていました。

「有難し」が丁寧語として「有難うございます」になり、その頭の部分のみが使われて「有難う」になったといわれています。

あるだけで不思議で十分なものの一つが自分自身の命です。日常、いろいろな困難に出会い、あれこれ不平や不満を言いがちですが、見方を変えれば、自分にとって有難いこともあります。このことに気づくといろいろなことに「ありがとう」のことばがでてきます。

命あるだけで「有難し」です。

「難有り、有難し」（なんあり、ありがたし）という戦国武将のことばがあります。難敵と戦ってこそ自分が磨かれるので有難いという意味です。困難を乗り越えてこそ、自分自身に達成感があり、何とも言えない感動と感謝の気持ちが出てきます。「ありがとう」と言える、また、言ってもらえる。実は、そこまでに至る過程が大切なのでしょう。

2．いつかまた会える～倶会一処～

浄土三部経の一つで、西方極楽浄土の様子が書いてある阿弥陀経の一節です。倶（ともに）会（あう）一処（同じところで）という意味です。同じところというのは、お浄土のことです。

亡くなった方と、物理的にはもう会えることはできませんが、「南無阿弥陀仏」とお念仏をとなえることで、心の中でお会いしお話しできます。

最近は、お葬式でなく「お別れ会」という形が増えてきました。お念仏の教えでは、亡くなった方をお浄土にお送りするために、お葬式やその後の中陰法要を行います。「さよならバイバイ」のお別れではなく、お寺や自宅のご本尊の前で、一緒にお念仏を唱えていた方と、また、お浄土でお会いしましょうという気持ちが込められています。

先にお浄土に行かれたご先祖を供養することは、ご先祖だけでなく、結局、今の命を大切にすることにつながります。お葬式や法要はそういう意味があります。

お念仏をあげることで、いつ、どこでも、亡くなった方と会うことができるのは本当に有難いことで、気持ちも安らぎます。

３．なぜお葬式をするか？

生前葬といって、生きている間に自分のお葬式を出す人がいます。でも、何かしら違和感を覚えるのは、私だけではないと思います。「お世話になった人々への感謝の気持ちを元気な間に示しておきたい」、「お葬式で家族に迷惑をかけたくない」など理由はいろいろあると思います。

でも、お葬式は亡くなった方だけのものでしょうか？　そうではありませんね。人の死は、本人の死、その人が強く関わってきた家族や友人などにとっての死、また、まったく関係ない人にとっての死、それぞれの意味があります。

お葬式は本人の希望を取り入れて行うことはもちろん必要ですが、故人とかかわってきた人々にとっても大事なお別れの儀式です。最近は何でも簡単に済ませることが良いような風潮がありますが、そういう気持ちは結果的に人の死も粗末にすることにつながってきます。

人には、人生の中でいろいろな区切りがあります。日本の風習には、まず、お誕生のお祝い、そしてお宮参り、お食い初め、入学式、卒業式、成人式、結婚式など、節目節目にそれぞれ意味をもった行事があります。単に形式的なこととして、これらをやめてしまうと、人が成長するのに必要な心の区切りと、その都度、新たに生まれる心の成長がなくなります。

葬儀についても同様です。おじいさんやおばあさんなどの大事な家族が亡くなる過程を子どもが見ます。お通夜やお葬式で涙を流す親の姿を見ます。そして、冷たくなった亡骸《なきがら》に手を触れ、火葬場で骨になってしまった姿を見ると、生きること、死ぬことを体で感じます。お葬式には、こういう意味もあるので、先人の習いに従い、それぞれのできる範囲で務めるのが大事です。

家族葬という形で身内だけに内々に行うのも考えものです。亡くなった方は家族だけのものではなく、友達や地域の方など関係が深かった方々もお別れを言いたいと思っている方もあるはずです。そういう方々が故人に別れを告げたいと思っていても、葬儀という形がなければ心のけじめをつける場がないことになり、何かひっかかったものを心に残すことになります。

心の中で別れを言っておけば良いと思う方もあると思いますが、なかなかそうは行きません。人はやはりしっかりした形を作ることで、気持ちをつくることができます。また、気持ちを表すには形をつくることも大事なのです。

4．明日はある方が良い～生死一如～

この本を読んでおられる皆さんは、明日はあると思っていますね？　でも、本当にあるでしょうか？

車が暴走し、交通事故であっという間に亡くなった方、東日本大震災などのように、突然の災害で命を落とした方など、前日までは明日自分の命がなくなってしまうとはだれも思っていなかったはずです。

「生死一如《しょうじいちにょ》」という言葉があります。仏教では、「生」と「死」は表裏一体で分けることなく「生死」としてひとまとめ（一如）にしてとらえます。生きているからこそ死があり、死の前提には生があります。

人が生き、生活している裏には死があることは、実は日常茶飯事のことなのですが、つい、私たちはそれを忘れてしまいます。

生死一如の現実に対し、亡くなった方へどう向き合うか、今生かされている私はどう生きていくのかを導いてくれるのが仏の教えです。

仏さまを拝むことで、こういう現実から逃れることができるのではありません。「南無阿弥陀仏」と称えることで、今の私がより良く生きることをあらためて確認するとともに、亡くなった方へは、今生きている私から、精一杯の感謝の気持ちを送ること（追善）ができるのです

そして、何より、死の先には西方浄土で待ってくださっている阿弥陀さまがおられることは有難いことです。また、先に亡くなった親、身内や友人などと、いつかそこでまた会える。倶会一処ですね。死の後にも、そういう世界があると思うことで、人は今、しっかり生きていくことができます。生きることに専念できます。

何があったとしても、明日は必ずあるので、安心して今日一日を大事に過ごせます。

5. 本当の生きがいとは

我々人間が生きていく上で、活動のエネルギーとなるのは何でしょう。私は「ああ、よかった」と思えることです。これがないと、本当に毎日の生活がつまらなくなります。

「ああ、よかった」と思うことはそれぞれで違いますが、結局、誰かに喜んでもらえることが、本当によかったと思う瞬間ではないでしょうか。

喜んでもらう一番の相手は、まず、家族です。その中でも母親に喜んでもらうのが、子どもの頃は一番うれしかったですね。「よく頑張ったね」「それは素晴らしいね」とかの母親の一言で、子どもは元気になります。嬉しそうな母親の顔をまた見たくて、また、頑張ります。

親からすれば、子どもが喜ぶ顔が嬉しいのです。「面白かったね、また、行こうね」、「今度、いつ連れて行ってくれる」、子どもとのそういう会話が親として嬉しいもので、日常生活でのエネルギーになります。

医者の仕事も同じで、患者さんから「病気が治ってよかったです」、禁煙外来では「タバコをやめて本当に体調が良くなりました」と感謝していただくことが医者を続けるエネルギーになります。

僧侶の仕事としては、家族を亡くした方や悩みのある方に、仏教的な考え方をその人に合わせてお話しすることで、「ずいぶん気持ちが楽になりました」と言っていただくことが嬉しいです。

本当の生きがいとはこういうことで、お金があったり、ものを持っていたりすることが本当の生きがいにはつながりません。

6. 自分らしく生きる～赤色赤光 白色白光～

阿弥陀経の中の一節で、「青色青光、黄色黄光、赤色赤光、白色白光」とあります。お釈迦さまが弟子の舎利弗《しゃりほつ》に極楽のありさまを語られているところです。

「極楽の池の中には車輪ほどもあるような大きさの蓮の花が咲いている。青い花には青い光、黄色い花には黄色い光、赤い花には赤い光、白い花には白い光があり、清らかな香りを漂わせている」

それぞれの花にはそれぞれの色があり、その色で輝いています。人間もそれぞれの個性という色を持ち、それで輝いています。

私たちは日常、自分の色で光ることを忘れて隣の花を美しく思い、もう少しこうであればとか比較してうらやむ結果、赤い色が青く光ろうと思い悩んでいます。

若い頃はこんなことはなかったと、ついつい比較しますが、十代は十代らしく、七十代は七十代らしくその年代に応じた輝きで良いのです。

でも本当は、自分がどのような色で輝けるのかを見極めることが一番難しいことです。自分自身でしっかり根をはり栄養を吸収するよう努力した結果として、自分らしく花は咲くものなのでしょう。

自分らしく生き、自分以外の人をありのまま認めていくことで、この世を本当の極楽世界とすることができます。

7．人とのつながりを大切に〜有縁無縁《うえんむえん》〜

縁《えん》は「へり」や「ふち」とも読み、ものの外側との接点をさします。家の縁側というのも、外界との接点の場所です。この使い方と、自分と接点のあることを「ご縁がある」と使うのとは同じ意味をもっています。

仏教的には、仏教と縁のある人を「有縁」、逆に教えを聞くこともなく縁のない人を「無縁」ともいい、救われている人と救われていない人という意味でも使います。

ところが、無縁と思っていても、どこかで接点があるものです。今まで私とは関係なかった方も、この本を手にしていただいた時点で、私とのご縁がすでにできています。

今の世の中は人と人とのつながりを拒む傾向にあり、近所付き合いや、職場の交流会などに参加するのを嫌がる人も多いのです。しかし、いくら一人で生活しようと思っても、本当はどこかで人と人はつながっているものです。その「縁」に気づき、大事にしていきましょう。

8．さよならタバコ〜私たちの願い〜

タバコは、吸っている本人はもちろん、まわりの方にも悪影響を及ぼすことは多くの方がもうすでにご存じと思います。今話題のＰＭ２．５をはじめ、多くの有害物質が含まれています。タバコを吸っていると、自分自身が環境汚染の中にいて、また、まわりにもＰＭ２．５をまき散らしています。

でも、まだまだ、タバコの本当の怖さを知らない若者や、子どもたちがいっぱいいることも現実で悲しいことです。大人でも、これは嗜好の問題だとか、個人の自由だとか言って、周りへの害をないがしろにする方々がおられるのも悲しい現状です。

タバコを吸うことは、自分だけでなく他人の命を粗末にしていることになります。お釈迦さまの時代にタバコはありませんでしたが、もしあったとしても、決して認められず不喫煙戒を設けておられたでしょう。

一般社会を見ても、列車、バス、タクシー、飛行機などの公共交通機関の禁煙はもう当たり前となりましたが、まだまだ公共施設の中には喫煙スペースが残っています。

完全禁煙レストランはだいぶ増えてきましたが、わが国では法的規制が伴なっていないため、あまり進んでいない現状です。子どもの前で平気でタバコを吸ってしまう大人がいっぱいいますし、路上喫煙も条例はあっても罰則規定がない場所では野放し状態です。

子どもを含む多くの人が共有する「公共空間（パブリックスペース）はすべて禁煙」とするのが当然でしょう。

私の専門である呼吸器の病気の中で「喘息と喫煙」の話です。

会社員の若い女性が、数カ月間咳が続くということで外来を受診されました。もともと小児喘息はあったのですが、成人されてからは特に異常はありませんでした。しかし、職場は禁煙でなくタバコが吸い放題のようで、これが原因と思っていてもなかなか上司には伝えにくく、我慢されているようでした。

咳喘息と診断し、吸入ステロイドを処方して症状は軽減したのですが、上司には理由を説明して職場は完全に禁煙にしてもらうよう勧めました。

タバコ煙の中には、アセトアルデヒドやアンモニアといった気道を刺激する成分が多く含まれています。本人が吸う煙（能動喫煙）より周囲に立ち上がる煙（受動喫煙）の方がこれらの成分は多く含まれています。もちろん、喘息患者さんがタバコ煙を吸い込んだ場合は、この気道を刺激する成分が喘息発作を誘発します。タバコ煙で喘息発作をおこした患者さんはよく経験します。

能動喫煙の場合も当然喘息を悪化させますが、吸入ステロイドの治療効果が喫煙者の場合大きく減弱することも知られています。喫煙はニコチン依存症でもあるため、喘息に悪いと理解していてもなかなかやめることができません。いくら吸入ステロイドの治療をしても喘息のコントロールが悪い方の中にはタバコを吸っている例があります。

また、子どもの喘息と親の喫煙も関係があります。喫煙しない親に比べ喫煙する親の子どもの喘息は２～５倍に増え、コントロール不良から重症化しやすくなります。

ある程度タバコの害の知識のある親は、換気扇の下やベランダに出て吸いますが、それでも、タバコに含まれるガス成分は室内に流れてきます。子どもの気管支に影響がないタバコの吸い方はありません。子どものことを考える親なら先ず禁煙する心がけが大事です。まして、子どもがいる車の中でタバコを吸うなどもってのほかです。

親が喫煙していると、子どもが喫煙する率が高くなり喫煙の開始年齢は下がります。その結果、依存性が高くなり大人になってもやめにくくなります。禁煙外来にくる方の多くは、子どもの頃から喫煙していることはよく経験することです。

人の命を守るために、法律や条例により厳しく規制することが必要です。喫煙所を作ったり、分煙と称してコーナーを分けたりしても、結局、タバコ煙の有害物質は広がっていきますので意味がありません。また、親の喫煙に関しては、子どもに影響のない安全な喫煙はないことをしっかり啓発していかねばなりません。

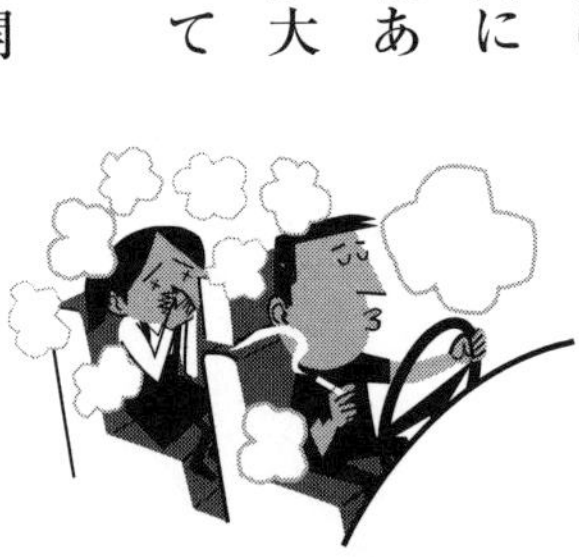

タバコの煙は、喘息に限らず本人はもちろん周囲の人にも悪影響を及ぼしていることは明らかで、ＷＨＯはタバコ規制枠組み条約で各国に厳しいタバコ規制を求めています。わが国も行政が本気になってタバコ対策に取り組み、一人でもタバコ被害者が減って欲しいものです。

一方、タバコから卒業する「卒煙」については、喫煙は「ニコチン依存症」という病気として公認され、わが国では２００６年４月から禁煙治療が保険適用となりました。

タバコの怖さを「知り」「卒煙」する新しい時代が来ています。それが、あなたのためでもあり、また、大切な家族、友人やまわりの人のためでもあります。

私が事務局をしているＮＰＯ法人京都禁煙推進研究会では、このような啓発活動や卒煙支援、学校での喫煙防止授業などの活動をしています。是非、ホームページをご覧下さい。

http://www.tobacco-free.jp

あとがき

仏教は実に不思議な宗教です。

同じ仏教といっても、私が身をおく浄土宗から、天台宗、真言宗、真宗、禅宗、日蓮宗、その他古い歴史があるもの、新興のものまで数多くあります。

仏教には属さない新興宗教も、その教えの中身を掘り下げれば、これはお釈迦さまの教えではないかと思うことがよくあります。

仏教に限っても、それぞれの起源はお釈迦さまですが、なぜ、このように分かれて来たのでしょう。そこには、お釈迦さまがその人に合わせて法を説かれたことと関係していると思います。その時代を背景に、その時代を支えた人、陰に隠れていた人など、それぞれに合わせた教えをお釈迦さまの教えから見つけることで、いろいろな宗派が生まれてきました。

こうした仏教の歴史の中で、仏教と医療が深くかかわってきたことは、よく分かっていただけたと思います。ところが、近年、終末期医療を代表に、人の命に関する議論が医療現場では盛んに行われているにもかかわらず、その場に、仏教関係者の顔があまり見えてきません。仏教界から、医療や介護の現場への働きかけが、必ずしも積極的に行われてこなかったことも原因の一つでしょう。

このまま行けば、どんどん仏教と医学はかい離していくのではないかと危惧するのは私だけではないと思います。この本を通じて、仏教と医療・介護の接点にいる私がその橋渡しになれればと思います。

本書は、浄土宗総本山知恩院の月刊誌「知恩」に2013年4月から2015年3月まで、「僧医講座」として連載したものをまとめました。また、若い僧侶たちが、広く一般の方々に仏教を知っていただくために発行しているフリーマガジン「フリースタイルな僧侶たち」を応援するため、掲載した「こちら僧医外来」シリーズも材料にしています。本書刊行にあたり、快くご許可いただいた総本山知恩院　情報出版係の方々、「フリースタイルな僧侶たち」前代表池口龍法師はじめ関係の皆さまに感謝いたします。

参考文献

服部敏良著「釈迦の医学」黎明仏教叢書1（黎明書房　1982年）
杉田暉道著「ブッダの医学」（平河出版社　1987年）
杉田暉道・藤原壽則共著「今なぜ仏教医学か」（思文閣出版　2004年）
富士川游著「日本医学史綱要」（平凡社　1974年）
石原　明著「日本の医学」（至文堂　1966年）
東野治之著「鑑真」（岩波書店　2009年）
森谷尅久著「京医師の歴史」（講談社　1978年）
杉立義一著「京の医史跡探訪」（思文閣出版　1984年）
川端眞一著「京の医学」（人文書院　2003年）
神居文彰ら著「臨終行儀―日本的ターミナルケアの原点―」（淡水社　1993年）
友久久雄編「仏教とカウンセリング」（法藏館　2010年）

柳谷　晃著「冥途の旅はなぜ四十九日なのか」（青春出版社　２００９年）
中村　元ら訳注「浄土三部経」（岩波書店　１９６４年）
一川　誠著「大人の時間はなぜ短いのか」集英社新書（集英社　２００８年）
竹内　薫著「一年は、なぜ年々速くなるのか」青春新書（青春出版社　２００８年）
京都府医師会編「健康読本」
小阪憲司著「認知症はここまで治る・防げる」（主婦と生活社　２０１２年）
厚生労働省ホームページ
須貝祐一著「ぼけの予防」（岩波新書　２００５年）
林　泰史著「徹底図解　認知症・アルツハイマー病」（法研　２００６年）

著者経歴

田中 善紹（たなか ぜんしょう）

1950年生まれ。73年京都大学工学部高分子化学科卒業、74年同大学院中退、1980年京都府立医科大学卒業。京都府立医大付属病院、京都第二赤十字病院、大津市民病院などの勤務をへて、1995年より京都市中京区の光明院境内で田中医院を開業。在宅での看取りなど仏教を基盤とした地域医療に携っている。

2007年より光明院第25世住職（浄土宗西山禅林寺派）。医学博士。

専門は呼吸器内科、喘息、禁煙治療。

2004年京都新聞大賞　教育社会賞を「長きにわたり禁煙支援活動に尽力」に対して受賞。

著書（共著含む）は『新版さよならタバコ卒煙ハンドブック』（京都新聞出版センター）、『禁煙外来ベストプラクティス『（日経メディカル開発）、『仏教と癒しの文化』（思文閣出版）など多数

イラスト　中川　学

僧医外来へようこそ

仏教医学から学ぶ生老病死

発 行 日　2017年3月3日　初版発行
著　　者　田中善紹
発 行 者　田中克明
発 行 所　京都新聞出版センター
〒604-8578　京都市中京区烏丸通夷川上ル
TEL075-241-6192　FAX075-222-1956
印刷・製本　双林株式会社

ISBN978-4-7638-0692-5　C0047